がん治療の現在

光免疫療法の衝撃

免疫チェックポイント阻害薬　CAR-T細胞療法
腫瘍溶解性ウイルス療法　ゲノム医療

永山悦子

ディスカヴァー
携書
224

はじめに

新型コロナウイルスの感染が拡大し、「命」について考えることが増えました。かけがえのない命を守るため、失わないために、一人ひとりになにができるのか。世界中の人が考えるようになったと感じます。そのなか、日本は3人にひとりががんで亡くなり、生涯にがんになる人がふたりにひとりという「がん大国」です。

がんは、1981年から日本人の死亡原因の1位です。未知の感染症は怖いかもしれませんが、もっと私たちにとって身近な病があることを忘れてはならないでしょう。

変わりゆくがん治療と「第5」の治療法

この数年で、がん医療は劇的に変わりました。これまでは十分な効果が確認されていなかった「免疫療法」が、手術、抗がん剤、放射線という「3大療法」と並ぶ「第4の治療」として認められるようになったからです。

免疫療法によって、従来の治療法では命を救うことが難しかった患者のがんが、治るケースが次々と確認されています。

その代表例が、2018年のノーベル医学生理学賞を受賞した「免疫チェックポイント阻害薬」です。これは、患者の免疫の力をアップさせるために「アクセル」を踏む治療ではなく、がん細胞が免疫細胞からの攻撃を防ぐためにかけている「ブレーキ」を外す仕組みの薬で、現在は世界中で使われるようになりました。（第5章）

さらに、2020年には、これまでのがん治療とはまったく異なる仕組みでがん細胞を攻撃する「光免疫療法」が、世界ではじめて日本で承認されました。

光免疫療法では、まず薬を投与して、がん細胞の表面にある抗原に薬をくっつけます。この薬は抗原にくっつく抗体に光感受性物質が取りつけられていて、光をあてると光感受性物質に急激な化学反応が起きます。それによって、がん細胞の細胞膜に傷がつき、破壊されるという治療法です。(第2章・第3章・第4章)

光免疫療法の効果は驚くべきもので、治療直後にがん細胞が一気に消えたという例もありました。「免疫」という名前はついていますが、従来のがん治療法とは異なる攻撃法が大きな特徴となっていて、開発した製薬企業は「免疫療法に続く、がん治療の『第5の治療』になる可能性がある」と話します。非常に鋭い「切れ味」が特徴の治療法といえます。

本書は、第4の治療となった免疫療法を中心に紹介したいと思います。第1章でがんと免疫の関係を解説し、第2章・第3章・第4章では注目が高まる光免疫療法の開発状況を解説します。

第5章は、すでに広く使われるようになっている免疫チェックポイント阻害薬の現状を、第6章は一部の血液がんで驚異的な効果が確認されている「CAR‐T細胞療法」を、第7章はこれからの実用化が期待され、脳腫瘍などへの臨床試験が進む「腫瘍溶解性ウイルス療法」を取りあげます。

第8章は、2019年に公的医療保険で検査を受けることが可能になり、患者のみなさんの関心が高い「ゲノム医療」の現状と課題がテーマです。最後に、がんと向きあう際にもっとも重要な「正しい情報」の選び方について第9章で触れたいと思います。

がんの「生存率」とはなにを表したものなのか

がんは高齢になるほどなりやすく、世界有数の超高齢社会の日本では、患者が多いことはやむを得ないともいえます。一方、期待につながるかもしれないデータもあります。2010年から2011年にがんと診断された人の5年生存率は66・4%、13年に診断された人の3年生存率は72・4%でした。①がんと診断された人たちの10人に7人前後が、3~5年以上生きているということです。

集計のタイミングによって、対象の施設数が変わっているため単純に比較できませんが、がん患者の生存率の数字は着実に伸びてきています。

がんで使われる「生存率」とは、がん以外の病気や事故などによって亡くなる影響を取り除き、がんと診断された人が一定の年数がたったあと（5年生存率なら5年、3年生存率なら3年）に生きている割合を表します。

「がんと診断されたあと、どれくらい生きられるのか」「自分がなったがんは治りやすいのか、治りにくいのか」という不安や疑問に対する目安となる数字のひとつです。現状の生存率をみると、「不治の病」といわれていたがんは、いまでは「治る病気」になりつつあるといえるでしょう。

この背景には、治療法の進展があります。手術や放射線治療の改良、続々と登場する新しい抗がん剤、各分野の専門家たちが集まる学会が科学的な根拠のある治療法をまとめた「ガイドライン」に基づく標準治療[注1]の普及など、さまざまな取り組みを重ねた総合的な成

注1　標準治療とは、大規模な臨床試験の結果など科学的な根拠に基づいた観点から、現時点で使えるもっともよい治療であることが示され、ある状態の一般的な患者にもっとも推奨される治療法のことです。

果といえます。
なかでも、「第4の治療」として登場した免疫療法が、がん治療の歴史を大きく転換させました。これまで治療が難しかったがんに対して、効果が見込まれる免疫療法が実用化されれば、今後のさらなる治療成績の向上に寄与すると期待されています。

ただし、いくら全体の生存率が伸びたといっても、自分や家族、大切な人にとっては「生きる」か「死ぬ」か、いずれかでしかありません。いま、保険診療が認められている標準治療のいずれを受けても期待する効果が得られなかった場合、ほかの治療法を求める気持ちになるのはあたりまえのことでしょう。注目される免疫療法についてインターネットで検索すると、さまざまな免疫療法を紹介するものが出てきます。しかし、そこには、科学的な根拠があるものから、そうではないものまで、「玉石混交」となっているのが現実です。また、科学的根拠がある治療法であっても、効果がある人とそうではない人がいます。

本書の執筆にあたっては、患者のみなさん、患者の家族のみなさんの「治りたい」「治したい」という気持ちに、誠実に応えるがんの免疫治療の現状を紹介したいと考えました。そこで、すでに公的医療保険での診療が認められている免疫療法や、科学的根拠が高いとみられ、実用化が期待されている治療を中心に取りあげています。

がんは、いまや絶望的な病気ではなくなった

まず日本のがんの現状をみてみましょう。

国内のがんの状況を知る方法に、「全国がん登録」[注2]があります。これは、国内でがんに

注2 これまでのがん登録には、自治体ごとに実施する「地域がん登録」、がん診療連携推進拠点病院などがんを専門的に治療する病院ごとに実施する「院内がん登録」がありました。それぞれ非常に大切な取り組みですが、全国民の状況は推測するしかありませんでした。そこで、2013年に「がん登録推進法」が制定され、2016年から国内の全病院と定められた診療所は、がんと診断された患者の情報について、自治体へ届けでることが義務づけられました。これが「全国がん登録」です。全国がん登録によって、日本のがん患者の実態がより正しく、詳しく把握できるようになり、最適な治療や予防策を検討する基礎資料になると期待されています。

なった人全員のがんの部位や進行度、治療経過などを網羅的に登録し、データベース化する制度です。

この全国がん登録の最新のデータ②によると、２０１７年の1年間にがんと診断された人は97万７３９３人でした。２０１６年が99万５１３１人でしたから、「年間約１００万人が新たにがんと診断されている」ということです。２０１７年にもっとも多かったのが、大腸がん（15万３１８９人）、次いで胃がん（12万９４７５人）、肺がん（12万４５１０人）、乳がん（９万１６０５人）、前立腺がん（９万１２１５人）でした。男性でがんと診断された人は55万８８６９人、女性が41万８５１０人でした（表1）。

５年生存率については、全国がん登録に基づく分析ははじまっていません。よくメディアなどで紹介されているがんの5年生存率が、「院内がん登録」のデータをもとにした「がん診療連携拠点病院等院内がん登録生存率集計」です。

それによると、前述のように、２０１０〜２０１１年にがんと診断された人の5年生存率は66・４％となり、前回（２００９〜２０１０年）より０・３ポイント伸びました。

表1　年間約100万人が、がんと診断されている

2016年の年間がん患者（がんと診断された人数）	995,131
2017年の年間がん患者（がんと診断された人数）	977,393
大腸がん	153,189
胃がん	129,475
肺がん	124,510
乳がん	91,605
前立腺がん	91,215
男性	558,869
女性	418,510

出典：全国がん登録

部位別では、前立腺がん（98・8％）、女性の乳がん（92・2％）、子宮体がん（82・2％）が高く、膵臓がん（9・8％）、胆のうがん（29・3％）、肝臓がん（40・4％）などは低くなりました。

5年生存率の分析の対象となるのは、いまから10年近くまえに治療を受けた人になり、その後の新しい治療の成果は反映されていません。そこで、最近は「3年生存率」のデータも発表されています。それによると、13年に診断された人の3年生存率は72・4％で、12年に診断された人を0・3ポイント上まわりました。今後、全国がん登録に基づく生存率がだされるようになれば、より現状を反映したデータになると考えられています。

一方、これらの数字が低いからといって、絶望することはありません。同じ治療を受けても、人によって治療の効果には差があります。年齢によっても異なります。同じ部位のがんでも、がんのタイプによって治療効果が期待できるものとそうではないものがあります。もし、いずれもよい状況ではなかったとしても、そのような患者のみなさんのために、研究者や製薬企業は、日々新しいがん治療法を研究し、患者のみなさんへ届けるための努力をしています。「生存率が低い○○がんと診断されたらもう終わり」というわけではないのです。

また、「サバイバー生存率」というデータもあります。「診断から一定の年数後に生存している人」(サバイバー)の、その後の生存率を表すものです。たとえば「1年サバイバーの『サバイバー5年生存率』」は、診断から1年後に生きている患者について算出した5年生存率(診断からは合計6年後)になります(図1)。

1993〜2006年にがんと診断された約80万人のサバイバー生存率を分析すると、診断時の5年生存率が低い膵臓がんや肺がんで、診断から時間がたつほど生存率が伸びる

図1　1年サバイバーの『サバイバー5年生存率』

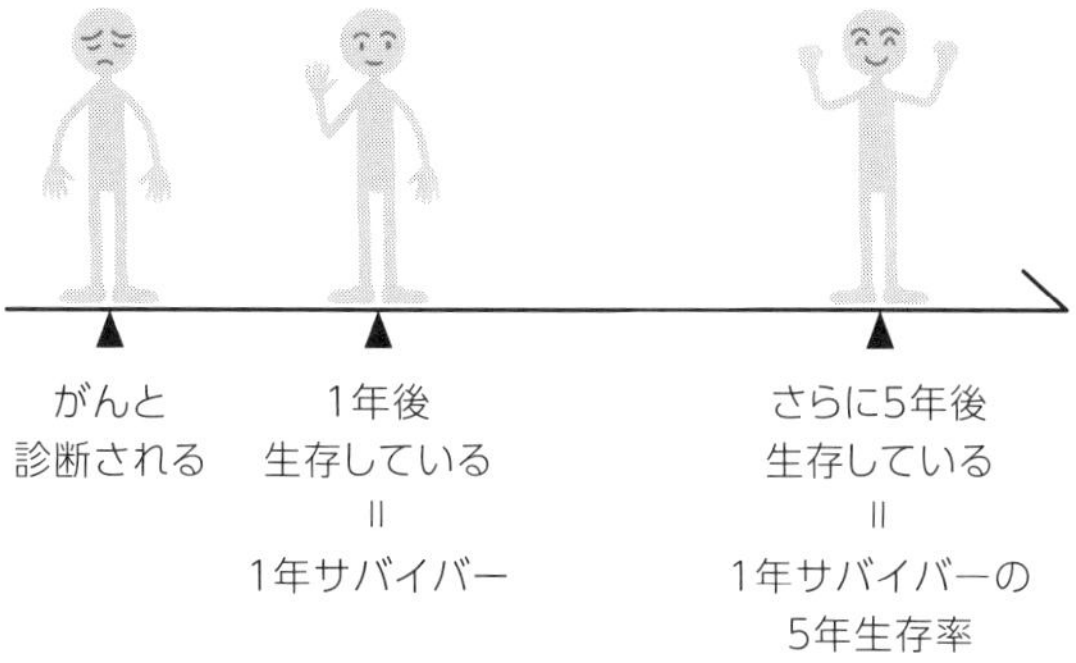

図2　膵臓がんの5年サバイバーの『サバイバー5年生存率』

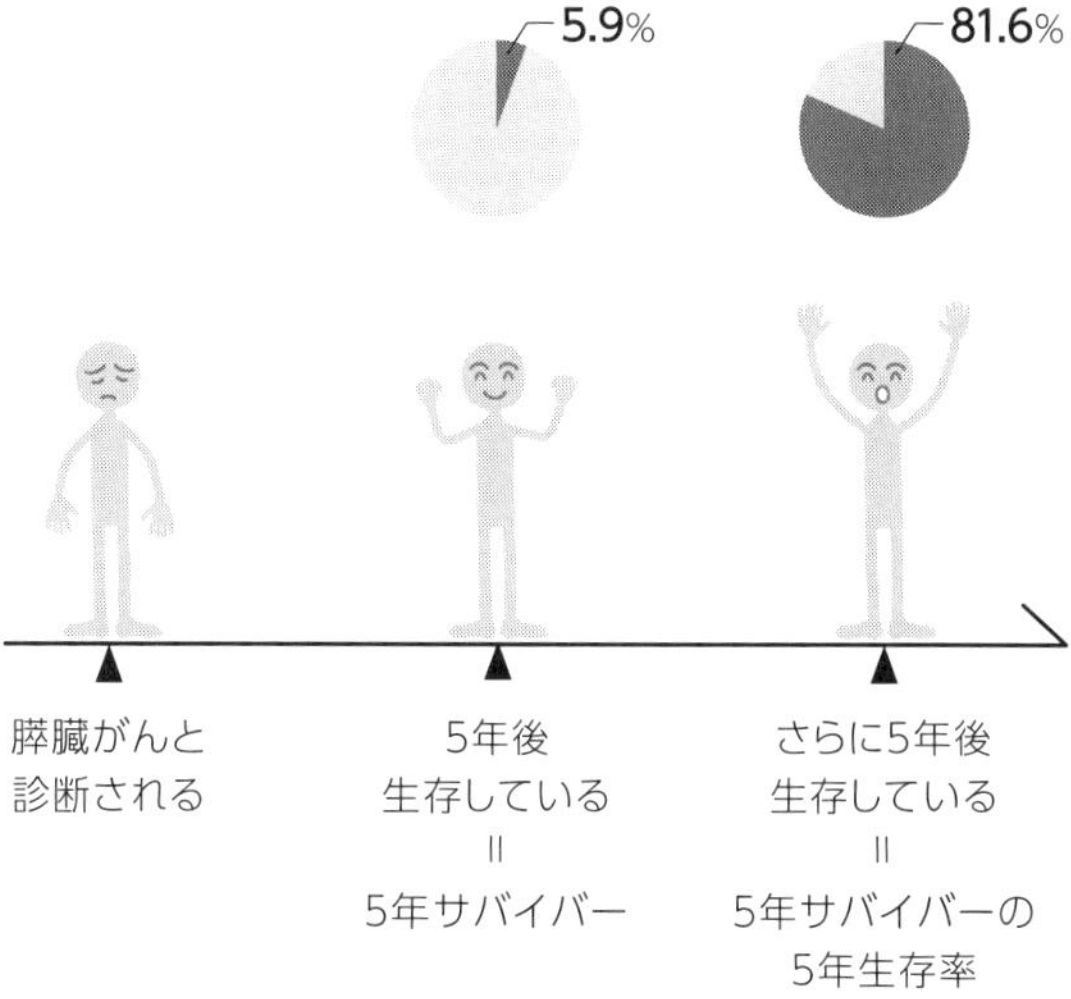

ことがわかりました[3]。具体的には、膵臓がんの診断時の5年生存率は、男女とも5・9％でしたが、診断5年後に生きている人のその後の5年生存率を分析すると、男女とも81・6％でした（図2）。肺がんは診断時が男性22・8％、女性37％だったものが、5年後は男性79・4％、女性84・2％となっていました。不幸にも1年以内に亡くなるケースを除いた場合、一般的に「治療が難しいがん」であっても生存率は改善していくことがわかります。

治療内容をきちんと理解し、納得して治療を受ける

がんは、だれがなってもおかしくない病気です。それでも、がんと診断されれば、いまでも多くの人が動揺し、不安に駆られます。その動揺を小さくするため、さまざまな取り組みが進められ、新しい治療法が開発されています。私は、そのなかでも大切なことは「患者本人が、科学的根拠に基づく治療に取り組む医師とコミュニケーションを重ね、自分の病気や治療内容をきちんと理解し、納得して治療を受けること」だと思います。

もし不安なときは、セカンドオピニオンを利用できます。セカンドオピニオンを使うと

き「主治医が機嫌を損ねるのでは」と心配になる人もいるかもしれませんが、現代の医療において、すべての患者に認められた権利です。積極的に活用してほしいと思います。

がん治療もがん研究も日進月歩です。そして、がんにかんする情報は、基礎研究や臨床情報だけではなく、さまざまな治療や商品の宣伝、なかには怪しげな民間療法まで、世のなかにあふれています。だからこそ、それらのなかから、必要な正しい情報を取捨選択することが重要になります。

中世の哲学者、フランシス・ベーコンの主張をもとにした「知識は力なり」という格言があります。がんの治療でも、正しい情報を知り、それを生かすことが患者のみなさんの大きな力になると思います。

①がん診療連携拠点病院等院内がん登録生存率集計（https://ganjoho.jp/data/reg_stat/statistics/brochure/hosp_c_reg_surv_all_2010-2011.pdf）
②２０１７年全国がん登録罹患数・率報告（https://www.mhlw.go.jp/content/10900000/000624853.pdf）
③地域がん登録資料を用いたがん患者の生存率に関する研究（http://www.jacr.info/publicication/Pub/m_21/m_21_2-3.pdf）

がん治療の現在　光免疫療法の衝撃

目次

第9章　正しい情報をみきわめて、正しい治療を　245

第1章
がんと免疫の戦略と駆け引き

第1章は、まず「がんと免疫の関係」について紹介します。

がんと免疫は非常に密接な関係にあります。私たちの体に備わっている免疫が、がんになるかどうかの運命を決めているのです。私たちの免疫ががん細胞との駆け引きに勝てば、がんはできません。しかし、がん細胞が免疫から逃げ切れば、がんができてしまいます。

このせめぎあいの場では、多様な免疫細胞がかかわっているため、少しわかりにくく感じるかもしれません。しかし、その輪郭を少しでも知っておけば、第2章以降で紹介する、さまざまながん治療の戦略や狙いが理解しやすくなると思います。

がんは免疫から逃避する

がんは、私たちの体の遺伝子に傷が入ることで発症します。がんと遺伝子にかんする研究の大家、米国の研究者、ロバート・ワインバーグ博士が同僚のダグラス・ハナハン博士とともに発表した有名な論文があります。２０００年に発表された「がんの特徴」(Hallmarks of Cancer)①と２０１１年の「がんの特徴　次の世代」(Hallmarks of Cancer: The Next Generation)②です。

２０００年の論文のなかで、ワインバーグ博士らはがんの特徴を六つあげて、それぞれのはたらきをひも解いています。また、２０１１年の新しい論文では、ワインバーグ博士らはさらに四つの特徴を加えました（表2）。そのうちのひとつが、「がんは免疫防御機構から逃避する」でした。つまり、そもそもがんとは免疫から逃れる存在であり、がんと免疫の攻防が、私たちががんになるかどうかのカギを握っているのです。

表2　ワインバーグらがあげたがんの特徴

・増殖シグナルの持続
・増殖抑制の回避
・転移・浸潤の活性化
・無制限な複製による不死化
・血管新生の誘導
・細胞死に対する抵抗性
・エネルギー代謝のリプログラミング
・免疫からの逃避
・ゲノムの不安定化と変異
・炎症による進展

出典：がんの特徴、がんの特徴 次の世代

私たち人間の体は、膨大な数の細胞から成り立っています。その数はこれまで「60兆個」といわれてきましたが、最近は、臓器ごとの細胞数を積みあげた「37兆個」[注1]という数字が使われるようになっています。いずれにしても気の遠くなるような数です。

「60兆」という数字は、地球に住む総人口（75億人、２０１７年）の８０００倍、「37兆」という数字は、細胞の大きさを1個約10マイクロメートルとして、すべての細胞を一直線に並べたとき地球を10周近くすることになります。最初はたった1個だった細胞(受精卵)が、分裂と分化（必要な機能をもつ細胞に変わること）を繰り返して、複雑な私たちの体がつくりあげられているのです。

この細胞分裂は、生まれたあとも続きます。私たちの体内では、毎日数千億個の細胞が死んでいます。身近な例では、肌のあかや抜けた髪の毛は、いずれも死んだ細胞です。その死んだぶんを補うため、細胞が分裂し、新たな細胞が日々生まれています。

細胞が分裂するとき、もとの細胞の遺伝子をコピーして、新しい細胞がつくられます。しかし、コピーを繰り返すうちに、ときにはコピーのミスも起きます。また、たばこなどの発がん物質や、ウイルスの感染などによって、遺伝子に傷が入ることもあります。年齢を重ねるとその傷が蓄積されていきます。

注1　人の体の細胞の数を「60兆個」としたのは、細胞1個の大きさを「だいたいこれくらいだろう」と推測し、それをもとに人の平均的な体重からおおまかに推計した結果でした。2013年、イタリアの研究チームが過去の論文などから細胞数にかんするデータを集め、顕微鏡のデータなども踏まえて統計的に推定しなおした結果、「37兆個」という数字を示しました。

がんは遺伝子に傷が入ることによってできます。しかし、1個の傷だけで、がんになるわけではありません。いくつもの傷が積み重なることによって、がんが生まれます。とくに、がんの発症を促進する「がん遺伝子」と、がんにならないように抑えている「がん抑制遺伝子」に傷が入るとがんになりやすくなります。

長生きはよろこばしいことなのだが

ただし、遺伝子が傷つくことに対して、私たちの体は、遺伝子の異常を修復するシステムをもっています。そもそも、異常な遺伝子の細胞は生き延びることが難しく、そのまま死んでいきます。また、遺伝子が傷ついた段階で、ほかの細胞とは「ちがう顔」になるため、体のなかの異物を排除する役割を担う免疫細胞がみつけて退治してくれていると考えられています。

オーストラリアのウイルス学者、フランク・バーネット博士は1950年代、正常細胞が異常になっていく過程を免疫がパトロールをしているという「免疫監視機構」を提唱しました。しかし、当初は動物実験などで確証を得られず、広く信じられるまでにはなりませんでした。

それから半世紀、米国の免疫学者、ロバート・シュライバー博士がマウスを使った実験で免疫監視機構の仕組みを明らかにし、さらに、がんが免疫から逃れる仕組みを「がん免疫編集」と名づけました。よく「がん細胞が毎日5000個できても、そのつど免疫細胞がやっつけている」といわれますが、その明確な証拠はありません。ただし、私たちの体のなかでは、がん細胞と免疫細胞がしのぎを削りあい、免疫細胞の監視をかいくぐったがん細胞が、私たちを脅かすがんになるというストーリーがみえてきたのです。

日本のがん患者が増えてきた背景には、高齢社会になったことが大きく影響しています。長生きをすると、遺伝子の異常が蓄積しやすくなりますし、免疫細胞の能力も低下すると考えられています。長生きはよろこばしいことのはずなのですが、がんとつきあううえではそうともいえないのです。

免疫細胞たちは相手の弱点をみきわめ、戦術を展開する

では、「免疫」について、もう少し詳しくみてみましょう。

私たちの体のなかには、「私の体以外のもの」から「私の体」を守る仕組みがあります。それが免疫です。「私の体以外のもの」の代表が、ウイルスや細菌、真菌、寄生虫といった病原体です。２０２０年に世界中へ広がった新型コロナウイルスもそのひとつです。そして、遺伝子に傷が入って「ちがう顔」になったがん細胞も「私の体以外のもの」にふくまれます。

もし免疫のはたらきがなくなるとどうなるでしょう？　「私の体」では病原体やがん細胞が好きなだけ増えてしまい、やがて「私の体」がやられてしまいます。免疫のはたらきがなくなる状態とは、たとえば、ＨＩＶ（ヒト免疫不全ウイルス）にかかったときです。ＨＩＶというウイルスは免疫細胞に感染して免疫を弱めるので、「エイズ」（後天性免疫

不全症候群）を発症し、通常は感染しても問題にならないような病原体でも命を落とす怖れがでてきます。

免疫は「私の体」と「私の体以外のもの」をみわけ、「私の体」を守ってくれる仕組みなのです。免疫細胞は私たちの体のなかで、ウイルスやがん細胞を取り締まってくれる「警察」のようなはたらきをしているともいえます。③

免疫で活躍する細胞が白血球です。

ひと言で白血球といっても、さまざまな細胞があり、それぞれ役割がちがいます。それらの細胞を総称して「免疫細胞」ともよびますが、免疫細胞のうち、好中球やマクロファージとよばれるものはウイルスや細菌などを食べて、バラバラに消化します。どんなものでも食べてしまうため、「貪食細胞」とよばれます。

B細胞とよばれる免疫細胞は「抗体」をつくって、それを「私の体以外のもの」にくっつけて、それ以上広がらないように無力化します。抗体とは、異物にある特定の「目印」（抗原）だけに結びつく分子で、「私の体以外のもの」を攻撃する「ミサイル」にたとえられることもあります。

Ｔ細胞やＮＫ（ナチュラルキラー）細胞は、「私の体以外のもの」がふくまれる細胞をみつけると、その細胞ごと破壊します。免疫細胞たちは、相手の弱点をみきわめ、適切な戦術を選んで「私の体」を守ってくれているのです。

なお、骨髄でつくられ、リンパ節や胸腺などで分化、成熟、増殖する免疫細胞を「リンパ球」とよび、Ｂ細胞、Ｔ細胞、ＮＫ細胞などがふくまれます。このため、Ｂ細胞はＢリンパ球、Ｔ細胞はＴリンパ球とよばれることもあります。

これらの免疫細胞が異物を攻撃する仕組みには、「自然免疫」と「獲得免疫」という2種類があります。

私たちの体内に異物が入ってくると、すぐに好中球やマクロファージが異物を食べて、それ以上広がらないようにします。これが自然免疫です。抗菌ペプチドなどのたんぱく質やインターフェロンとよばれるたんぱく質、ＮＫ細胞も、侵入してきた異物にすぐに反応する自然免疫です。これらは、最前線で異物と戦う仕組みといえます。

　自然免疫だけで異物を退治できなかったとき、獲得免疫チームが動きはじめます。免疫の司令塔役といわれる樹状細胞が異物を食べ、その異物に特有の目印（抗原）を覚えます。その情報を、T細胞やB細胞に伝えて攻撃するよう指示をだします（抗原提示）。すると、T細胞やB細胞は目印のついた異物と戦う体制に入ります。抗原提示を受けた細胞は、自然免疫の免疫細胞とはちがって大量に増えるので、強い攻撃力で異物を排除します。

　一度、異物と戦った免疫細胞は、同じ異物が再び侵入してきたときに備えて目印の情報を記憶します。これを「獲得免疫」といい、次に同じ異物が入ってきたとき、すぐに反応して排除することが可能になるのです。がん細胞やウイルスに感染した細胞は、おもに獲得免疫の仕組みが攻撃、排除しています（図3）。

免疫本来の力を回復させ、がん細胞への攻撃力を高める「免疫療法」

　ここから、みなさんがいちばん関心があると思われる、がんと免疫細胞の関係を説明し

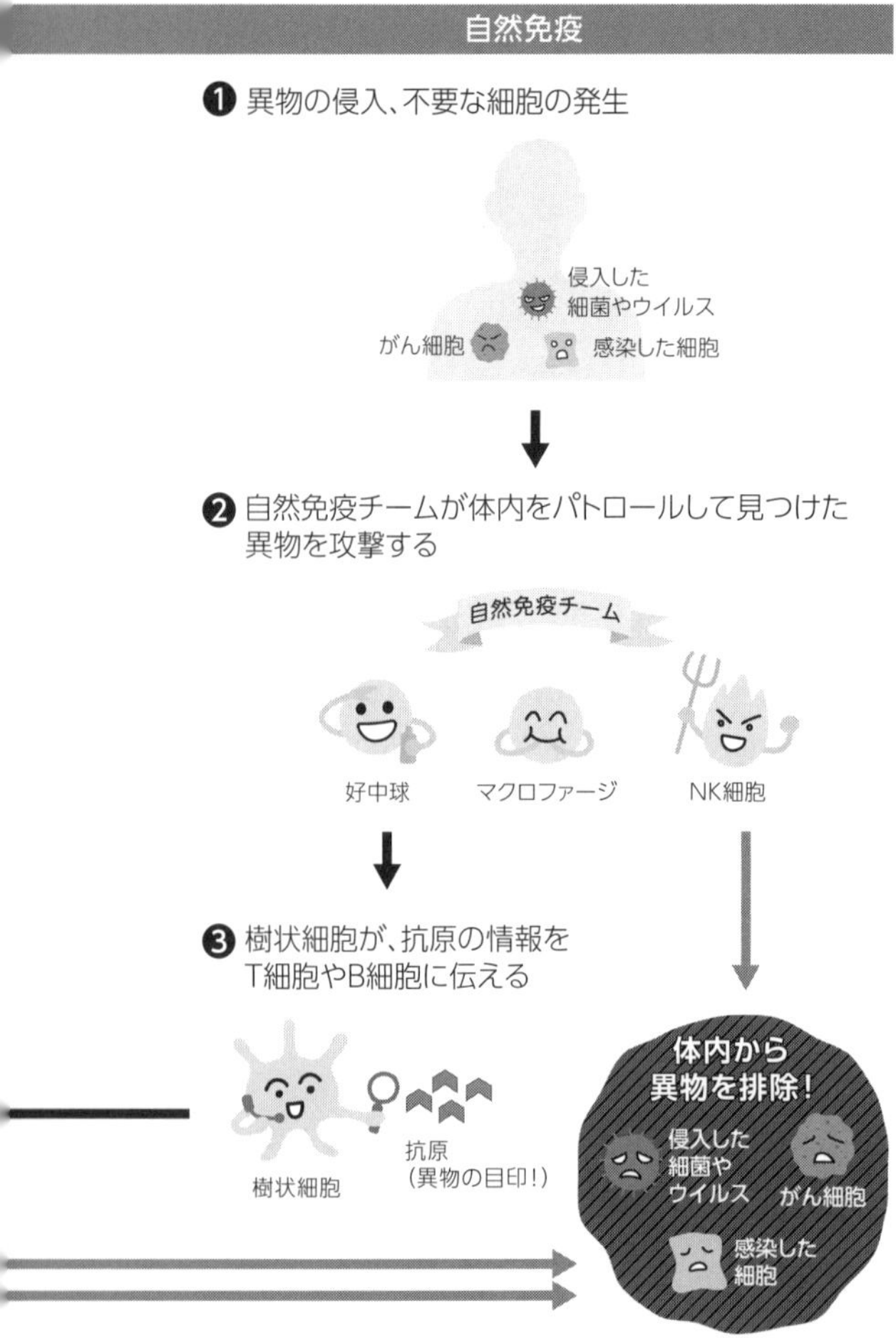

「もっと知ってほしい　がんの免疫療法のこと」（NPO法人キャンサーネットジャパン）をもとに作成

図3　自然免疫と獲得免疫

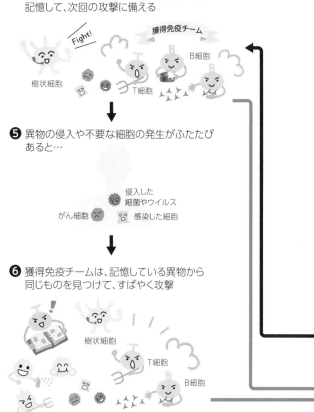

獲得免疫

❹ 抗原の情報を受け取った獲得免疫チームは活性化して増殖。異物を攻撃し、異物の目印を記憶して、次回の攻撃に備える

❺ 異物の侵入や不要な細胞の発生がふたたびあると…

❻ 獲得免疫チームは、記憶している異物から同じものを見つけて、すばやく攻撃

ましょう。

がん細胞が免疫からの攻撃をかいくぐってしまうことがあるのは、ワインバーグらの論文で前述したとおりです。いったいなぜ逃げられるのでしょうか？

それは、がん細胞はもともと「私の体」だった細胞だからです。「ちがう顔」になったとはいえ、もとは「私の体」だった細胞に、免疫細胞はだまされやすいのです。さらに重要なのが、がん細胞は人の体のなかで増殖するために、さまざまな工夫をこらして、免疫細胞たちから逃れようとします。免疫細胞にみつからないように、がんであること（「私の体以外のもの」であること）を示す目印（抗原）を隠したり、免疫細胞からの攻撃にブレーキをかけたり、免疫細胞からの攻撃を防御する「門番役」の細胞を集めたりします。これらの逃避作戦によって「守り」を固めたがん細胞は、免疫細胞の攻撃を巧妙に避けて増殖を続け、体中へ広がってしまいます。

そこで、私たちの体の免疫の状態を調節することによって、免疫本来の力を回復させ、がん細胞への攻撃力を高めようと生まれたのが「免疫療法」です。

現在、信頼できるがん治療は、がんの種類や臓器ごとに専門家たちが集まるさまざまな学会が治療法を評価した「ガイドライン」で定められた「標準治療」です。

国立がん研究センターが運営するホームページ「がん情報サービス」によると、標準治療は「科学的根拠に基づいた観点で、現在利用できる最良の治療であることが示され、ある状態の一般的な患者さんに行われることが推奨される治療をいいます。（中略）なお、医療において、『最先端の治療』が最も優れているとは限りません。最先端の治療は、開発中の試験的な治療として、その効果や副作用などを調べる臨床試験で評価され、それまでの標準治療より優れていることが証明され推奨されれば、その治療が新たな標準治療となります」と書かれています。④

「標準治療」というと、「松竹梅」の「梅」のようなレベルと思われることが多いのですが、それは誤解です。第一線の専門家たちが「治療として実施することに科学的価値があると認めた」信頼できる最新の治療法だといえます。この標準治療の中心が、これまでは手術、放射線、抗がん剤の「3大療法」でした。

免疫療法の歴史と信用度

免疫療法とよばれる治療法には、さまざまな方法がありますが、効果が科学的に証明されず、長く信用できるのかどうかわからない治療法という位置づけでした。ここでその歴史をかんたんに振り返ってみましょう。

免疫療法のはじまりは、100年以上前にさかのぼります。1890年、米ニューヨークでがん治療医をしていたウィリアム・コーリー博士が、高熱を発したがん患者のがんが小さくなったり、消えたりしていることに気づきました。高熱の原因は、マラリア、麻疹、インフルエンザ、梅毒などでした。コーリー博士は翌年、頭と咽頭にがんのある患者に細菌を注射して意図的に患者に高熱をださせたところ、のちにがんが消えたのです。これが「感染によって免疫の仕組みを刺激して、がんを治療する」という人類初の免疫療法だったとされています。

しかし、人為的に感染症を起こし、患者の命にかかわる怖れがある治療法は問題です。コーリー博士はその後、殺した細菌を使う「コーリーワクチン」を開発しましたが、手術や抗がん剤などの効果が確実な治療法が発達したうえ、コーリーワクチンの再現性に疑問が生じたこともあって、使われなくなりました。

1980年代になると、免疫細胞を活発にしたり増やしたりするはたらきをもつ「サイトカイン」というたんぱく質を患者に投与する「サイトカイン療法」が開発されました。サイトカインは100種類以上が知られていますが、日本では、そのうち「インターフエロン」と「インターロイキン2」（IL－2）について、腎がんに対する保険診療が認められ、標準治療となりました。ただし、その効果や対象となるがんの種類は限定的で、3大療法の補助的な存在にとどまっています。

また、がん細胞を攻撃するT細胞やNK細胞を体の外で培養して投与したり、がんを認識させた樹状細胞を体の外で培養して投与したりする「細胞療法」や、がんの目印となる抗原やがん細胞の成分を投与して「異物」を察知させて免疫細胞の活動を刺激する「が

ん ワクチン療法」などもありますが、これらはまだ十分な効果が確認されていません。

がん細胞を攻撃する抗体を投与する「モノクローナル抗体療法」は、すでに効果が認められ標準治療として使われています。ただし、この抗体はマウスなどでつくったものです。患者自身の免疫を利用しているわけではありませんので、ほかの免疫療法とは少し異なる仕組みといえます。

国内で有名な「丸山ワクチン」は、コーリーワクチンのような考え方で、結核菌から開発されたものです。しかし、このワクチンも、がんへの治療効果を示す十分な科学的な根拠はありません。毒性を弱めた結核菌（ＢＣＧ）を使う免疫療法は、特定の免疫細胞にはたらくわけではありませんが、膀胱がんに対して膀胱内注入する方法だけは治療効果が認められ、標準治療のひとつになっています。

免疫にアクセルを踏ませるのではなく、ブレーキを外させる

このように、ごく一部のがんでしか効果が認められてこなかった免疫療法ですが、最近、

歴史が塗り替わりました。「免疫チェックポイント阻害薬」が登場したのです（詳しくは第5章で説明します）。

それまでの免疫療法は、免疫の「アクセル」を踏む（がんを攻撃する免疫を強化する）ことを目指していたのに対し、免疫チェックポイント阻害薬は、がん細胞が免疫細胞にかけている「ブレーキ」を外す（免疫システムが暴走するのを防ぐ機能を阻害する）ことを目指しました。そうして体のなかにある免疫細胞の攻撃力を回復させるという、発想の大転換が起きたのです。

免疫チェックポイント阻害薬は、これまで治療が難しかったがん患者に明らかな効果があるなど十分な治療効果が確認され、標準治療となりました。とうとう免疫療法は、手術、放射線、抗がん剤の3大療法に続く「第4の治療」となったのです。

その後、がんへの攻撃力を高めた免疫細胞を使う「CAR‐T療法」や、がん細胞をピンポイントで攻撃する「光免疫療法」も承認され、免疫療法の選択肢が広がっています。これらの治療法についても章をあらためて紹介します。

免疫療法は「受けない」決断もときには必要

信頼できる治療法が確立する一方で、いまだに免疫療法は玉石混交の状態であることに変わりはありません。そこで、国立がん研究センターの「がん情報サービス」は、以下のような注意点（概要）をあげています。⑤

①　現在の免疫療法には、治療効果や安全性が科学的に証明された「効果が証明された免疫療法」と、治療効果や安全性が科学的に証明されていない「効果が証明されていない免疫療法」があります。近年研究開発が進められていますが、「効果が証明された免疫療法」は、まだ一部に限られています。

②　「効果が証明されていない免疫療法」のうち、治療効果や安全性が証明されておらず、保険診療で受けることができない方法は、一部の民間のクリニックや病院において「自由診療として行われる免疫療法」として実施されることがあります。この場合の治療

は保険診療で受けることができず、患者が全額自費で支払う必要があります。保険診療で受けられないがんに対する治療効果や、薬の量を減らした場合の治療効果は明らかではありません。

「自由診療として行われる免疫療法」を考える場合には、治療効果・安全性・費用について慎重な確認が必要ですので、必ず担当医に話しましょう。また、公的制度に基づく臨床試験、治験などの「研究段階の医療として行われる免疫療法」を熟知した医師にセカンドオピニオンを聞くことを勧めます。セカンドオピニオンを聞きたいときも、担当医に相談しましょう。

③「効果が証明されていない免疫療法」のもうひとつが、「研究段階の医療としての免疫療法」です。治療効果や安全性をたしかめるために実施する臨床試験や治験などがあたります。研究段階の医療は、研究内容を審査するための体制や、緊急の対応ができる体制が整った医療機関で受けることが大切です。

④ 免疫療法を提供する医師には、治療の効果が証明されているのかどうか聞きましょう。とくに「自由診療として行われる免疫療法」で、治療の効果が期待できるかどう

かがわからない場合には、その治療を受けないという選択をすることも大切です。

⑤　効果が証明された方法でも、免疫療法には副作用があります。全身にさまざまな副作用が起こる可能性があり、いつ、どのように起こるか予測がつかないため注意が必要です。免疫療法を受ける前には、治療を提供する医師に副作用や対策についてよく聞いておきましょう。

免疫療法が画期的な治療法であることはまちがいはありません。しかし、まだ保険適用になっていない免疫療法は、効果が得られるかわからないだけでなく、経済的な負担も大きく、適切な治療を受ける機会を失って命にかかわる怖れがあります。思わぬ副作用が起きることもあります。

ですから、免疫療法を受けるにあたっては、十分に、そして慎重に調べ、理解することが大切です。がん情報サービスの注意事項にあるように「受けない」決断も必要なのです。

乳がんを発症するまえに切除を決断

免疫力は、がん予防の観点からも重視されています。ストレスがたまっていたり、睡眠や運動が不足していたり、食事が偏っていたりすると、免疫力が低下します。すると免疫細胞は、コピーミスなどでできた異常な細胞を取り逃がして、がん細胞との対決で負けてしまう怖れもあります。

がん細胞は、コピーミスから生まれるだけではありません。さまざまな生活習慣が原因で発症するがんが大半を占めています。遺伝子の傷をつくりやすくする生活習慣には、たばこ、飲酒、不規則な食生活などがあります。これらの生活習慣を見直せば、がん細胞の誕生を抑えられる可能性が高まります。

ウイルスや細菌の感染が原因となるがんには、肝臓がん、子宮頸がん、咽頭がん、胃がんなどがあります。肝臓がんは肝炎ウイルス、子宮頸がんや咽頭がんはヒトパピローマウイルスへの感染で発症し、胃がんはピロリ菌に感染して長期にわたって慢性の胃炎を患っているすると、発症しやすくなります。このため、ウイルスや細菌の感染を予防したり、除菌したりすることが、がんの発症予防につながるとされます。

一人ひとりの心がけでは避けられないがんもあります。遺伝性のがんです。ほとんどのがんは遺伝しませんが、全体の5％のごく一部のがんでは、家族の間でがんになりやすい遺伝子の異常が遺伝しています。

2013年、米国の女優のアンジェリーナ・ジョリーさんが、乳がんや卵巣がんになりやすい遺伝子の異常があることがわかったため、がんを発症していない段階であるにもかかわらず、乳房や卵巣を切除したことが話題になりました。ジョリーさんは、「BRCA1」とよばれるがん抑制遺伝子に生まれつき異常がありました。がん抑制遺伝子は、細胞ががんになるのを防ぐはたらきを担います。この遺伝子に生まれながらに異常があると、がんになる危険性が非常に高く、乳がんの発症確率が65％、卵巣がんも40％あがるとされます。

ジョリーさんの母も若いときに卵巣がんと乳がんを発症しており、ジョリーさんは母から異常な遺伝子を受け継いだと考えられます。最近は、このようながん患者の遺伝子の異常を調べ、的確な治療法を探す「がんゲノム医療」も大きく進展しています。がんゲノム医療については、第8章で紹介します。

たったひとつのがん細胞が1センチ程度の大きさになるまで、約20年という長い時間がかかります。1センチ程度の大きさになるまでは、がん検診を受けてもがんをみつけることが難しいこともあります。1センチのがんは、その後わずか1〜2年で約2センチまで大きくなります。一般に、がんの大きさが1〜2センチの場合が「早期がん」とされ、その間に検診でみつけることができれば、治癒が期待できます。

大半の早期がんは、5年生存率が90%以上と高くなっています。定期的にがん検診を受けることがすすめられる理由です。国内では、胃がん、肺がん、大腸がん、乳がん、子宮頸がんの5種類について、国が検診のガイドラインをつくっており、市区町村などで受診できます。[6] これらの5種類のがん検診については、国が科学的な効果を認めています。対象の年齢になったら定期的に受診するとよいでしょう。

① Hanahan D, Weinberg, R.A. Cell 2000; 100, 57-70.

② Hanahan D, Weinberg R.A. Cell 2011; 144, 646-674.

③「免疫のシゴト～免疫療法を正しく理解するために知っておきたいこと～」メディカルアドバイザー＝河上裕・国際医療福祉大教授、監修＝佐々木治一郎・北里大教授（https://oncolo.jp/news/20170215t-2）

④ 国立がん研究センターがん情報サービス（https://ganjoho.jp/public/qa_links/dictionary/dic01/hyojunchiryo.html）

⑤ 国立がん研究センターがん情報サービス「免疫療法　まず、知っておきたいこと」（https://ganjoho.jp/public/dia_tre/treatment/immunotherapy/immu01.html）、同「免疫療法　もっと詳しく知りたい人へ」（https://ganjoho.jp/public/dia_tre/treatment/immunotherapy/immu02.html#003）

⑥ 厚生労働省「がん検診」（https://www.mhlw.go.jp/stf/seisakunitsuite/bunya/0000059490.html）

第2章

がん光免疫療法 ～その驚異的な仕組み～

この章は、新しい治療法を待つ患者のみなさんや医療関係者から注目を集めている「がん光免疫療法」について紹介します。

光免疫療法とはどんな治療か、従来のがん治療とどうちがうのか、そして、なにが画期的なのでしょうか。

この治療法は、米国に拠点をもつ日本人研究者が、これまでにないがんを攻撃する仕組みを発明し、インターネットショッピングなどで有名な楽天の会長兼社長の三木谷浩史さんが全面的にバックアップすることによって実用化にこぎつけました。開発経緯も、従来の新薬開発とくらべると異例の流れだったといえます。まず、光免疫療法の仕組みと、承認までの流れを取りあげたいと思います。

狙ったがん細胞をピンポイントで物理的に破壊する

２０２０年９月、がん患者のみなさんにとって待望の「がん光免疫療法」（ＰＩＴ、Photo immunotherapy）のための薬と医療機器が、日本で承認されました。光免疫療法の承認は世界初で、どこよりもはやく日本の医療現場で使えるようになるとみられます。狙ったがん細胞をピンポイントで物理的に破壊するという、従来のがん治療とは大きく異なるコンセプトをもち、これまで実施された臨床試験では、従来の方法では治療が難しかったがん患者が治癒する例も確認されています。

「免疫」という言葉が名前についていますが、これまで知られている免疫療法とはまるでちがう仕組みをもつことも大きな特徴です。

どのような仕組みの治療なのか紹介しましょう。

光免疫療法は、米国立衛生研究所（ＮＩＨ）の小林久隆主任研究員が開発しました。小

図４　抗体と抗原の仕組み

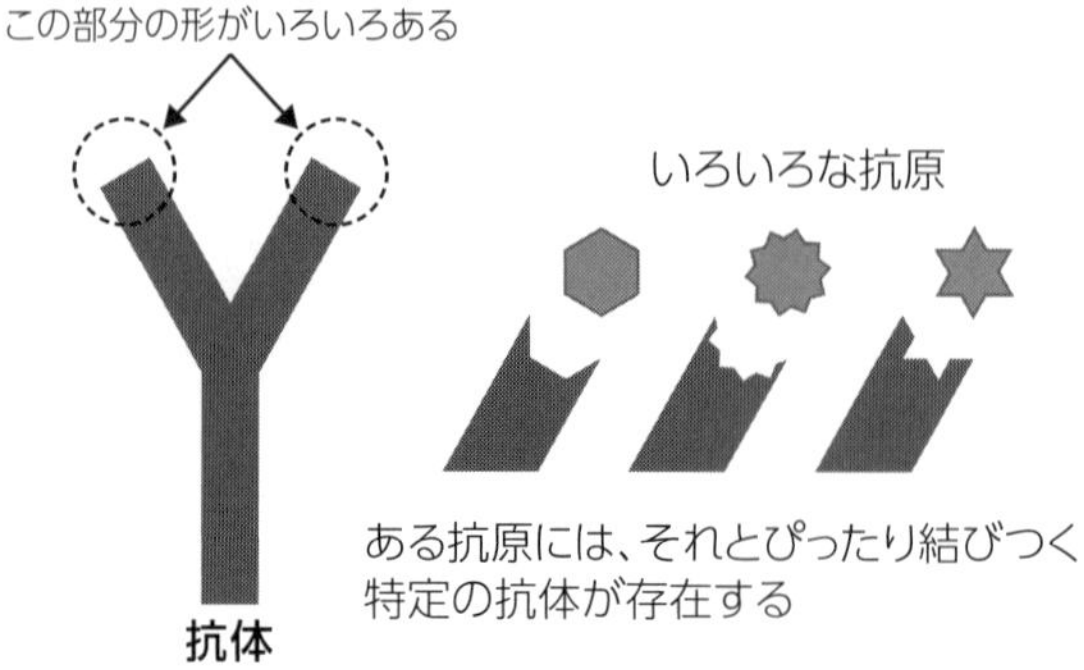
この部分の形がいろいろある
いろいろな抗原
ある抗原には、それとぴったり結びつく
特定の抗体が存在する
抗体

林さんはまず、がん細胞の表面に数万から数百万と大量にでている特定のたんぱく質「抗原」に注目しました。抗原は、がん細胞の「目印」になります。ある抗原には、それと結びつく特定の「抗体」が存在します。「抗体」は「魔法の弾丸」とよばれるほど、非常に精度よく、ピンポイントでがん細胞の抗原にくっつきます（図４）。

　小林さんは、がん細胞の表面に多くでている抗原に結びつく抗体に、「ＩＲ７００」という小さな光感受性物質[注1]を取りつけた「薬」を開発しました。治療では、この薬を患者の静脈に点滴で投与します。すると、

IR700つきの抗体が全身をめぐり、ターゲットであるがん細胞の表面にある抗原にくっつきます。

ころあい（約1日後）をみはからって、がんのある場所にレーザー光をあてます。使う光は暗赤色光とよばれる波長で、家庭の電気製品のリモコンに使われている波長に近く、人にあてても無害です。

この光があたったIR700は、瞬時に水に溶けない性質になり、抗体と抗原を巻き込んで急激に変形します。この急な変形によって、がん細胞の細胞膜に傷がつきます。一つひとつの傷は小さいのですが、たくさん傷ができることでがん細胞の細胞膜に穴が開き、その穴から細胞の外にある水が大量に流れ込んで、がん細胞が破裂して死にます（図5）。

注1　特定の波長の光があたると化学反応を起こす物質。

有無をいわせず細胞膜に穴をこじ開ける破壊力

薬は全身をめぐりますが、がんに結びつかなかった薬は1〜2週間で体外へ排出されます。これまでの臨床試験では、薬そのものによる毒性は確認されていません。また、細胞膜に穴を開けるには、傷が1万個ほどつくことが必要です。たとえ、正常細胞に抗体が少しついてしまい、そこに光があたったとしても、壊れることはありません。そもそも光をあてない場所の細胞には傷もつきません。

このように、これまでの治療法以上にがん細胞をピンポイントで攻撃できるので、正常細胞にはほぼ影響はないと考えられ、副作用が少ないと期待されています。小林さんはこの治療法の効果をマウスの実験でたしかめ、2011年に米科学誌「ネイチャー・メディシン」に論文を発表しました。①

がん細胞の壊し方も、これまでの抗がん剤とはちがいます。

図5　光免疫療法の仕組み

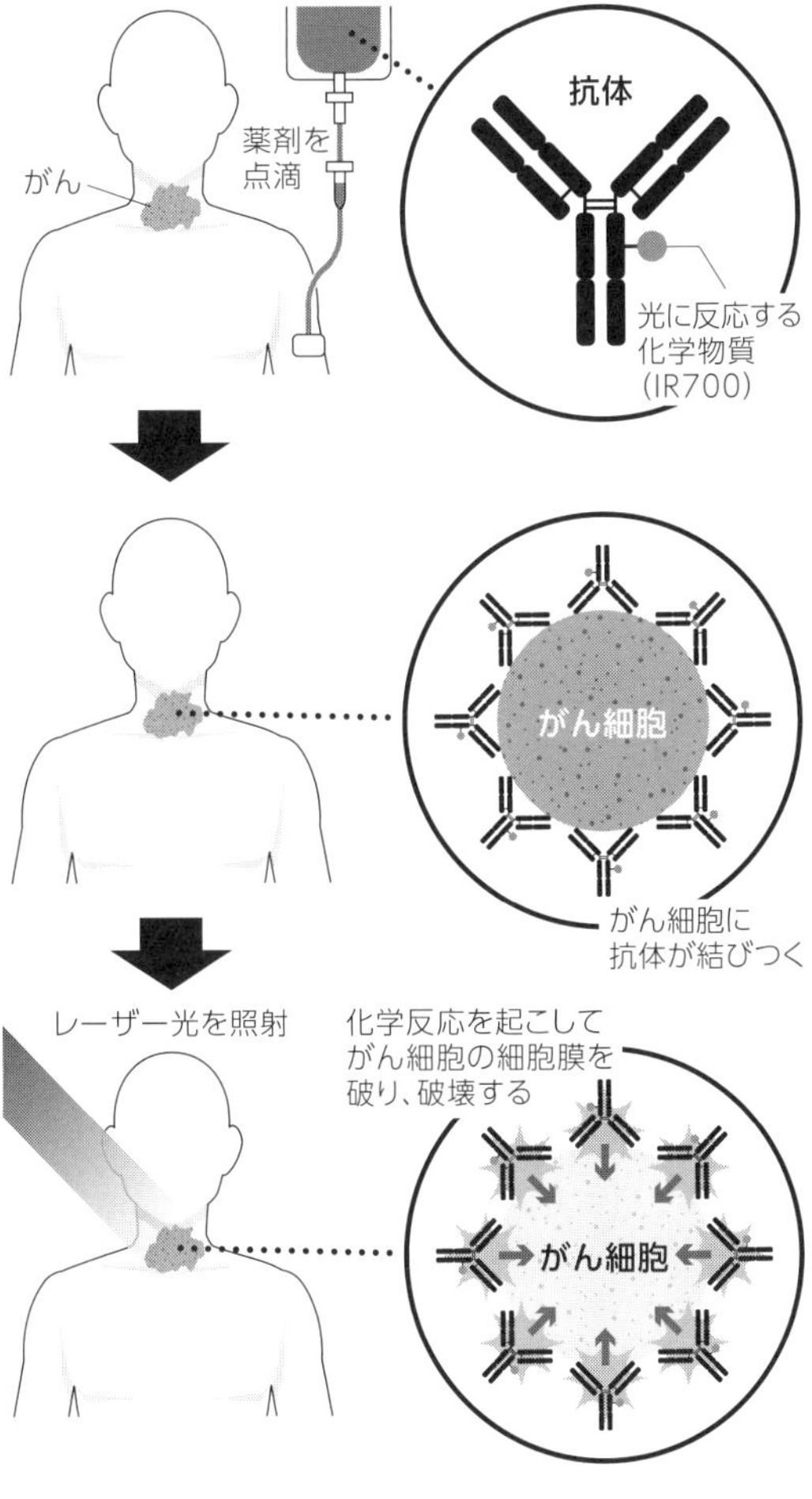

従来の抗がん剤は、細胞内の機能にダメージを与えるなど「生物学的」な仕組みを利用してがん細胞を殺していました。しかし、薬が細胞にはたらきかけても細胞死が起きなかったり、細胞側が薬から逃れる術（耐性）を身につけたり、がん以外の正常細胞への影響が大きかったりして、すべてのがん細胞を殺すことは難しい状況でした。

光免疫療法は、薬と光を使うことによって「物理化学的」にがん細胞の細胞膜に穴を開け、死へ導きます。細胞が薬に反応しなかったり、さまざまな回避法を使ったりしても関係なく、有無をいわせず細胞膜に穴をこじ開けるという破壊力は強力です。

光をあててわずか1分ほどでがん細胞が死ぬという「死に方」も、これまでは考えられなかったスピードなのです。

「光」で破壊し、「免疫」で逃さない

がん医療に詳しい人なら、「抗体を使うがん治療」というと、すでに使われている抗がん剤のひとつ、「分子標的薬」を思いだすかもしれません。たしかに分子標的薬にも、抗

体をがん細胞表面の抗原に結びつけることによって治療するタイプのものがあります。しかし、この方法では、抗原のはたらきを完全に抑えなければ、がんを弱らせることができません。このため、大量の薬を長期にわたって投与する必要があります。また、治療を続けるうちに、抗原の形が変わるなどして耐性が生まれることも多いとされます。

光免疫療法は、がん細胞の細胞膜に1万個ほどの傷がつけば膜に穴が開きますから、分子標的薬よりも結びつく抗体が大幅に少なくても効果を見込めます。さらに、がん細胞が破壊されれば治療は終わるため、投与回数も少なくてすむというメリットも考えられます。

ではなぜ、がん光免疫療法に「免疫」という言葉が入っているのでしょうか。

その理由は、細胞膜が破れるという特徴的ながん細胞の死に方が、患者の体内の免疫のはたらきを活発にし、がんへの攻撃を高めると考えられるためです。

細胞膜が破れて水が入り込み細胞が破裂すると、がん細胞のなかにあった物質が周囲へまき散らされます。がん細胞だけをピンポイントで破壊する光免疫療法では、がんの近くの免疫細胞は「元気」なまま存在しています。

さらに、がん細胞内部に熱などの刺激を与えない治療法ですから、まき散らされた物質は体内のがん細胞そのものの特徴を保っている「質のよい抗原」（がんの目印）となります。その結果、近くにいる樹状細胞が、まき散らされた目印を認識して目覚めます。続いて、樹状細胞から目印の情報を受け取ったT細胞が増え、まだ残っているがんへ攻撃をはじめます。

このようにして、患者が本来もっている免疫を、精度よく機能させると考えられているのです（図6）。

がんを攻撃する免疫を誘導する治療法

もともとある免疫を高めるようながん細胞の死に方を「免疫原性細胞死」とよびます。小林さんによると、マウスに移植したがんの大きさにくらべて、治療に必要な量よりも少ない光しかあてなくても、がん全体が消えたケースがあったといいます。つまり、「光」

図6　光免疫療法の免疫による攻撃力向上のイメージ

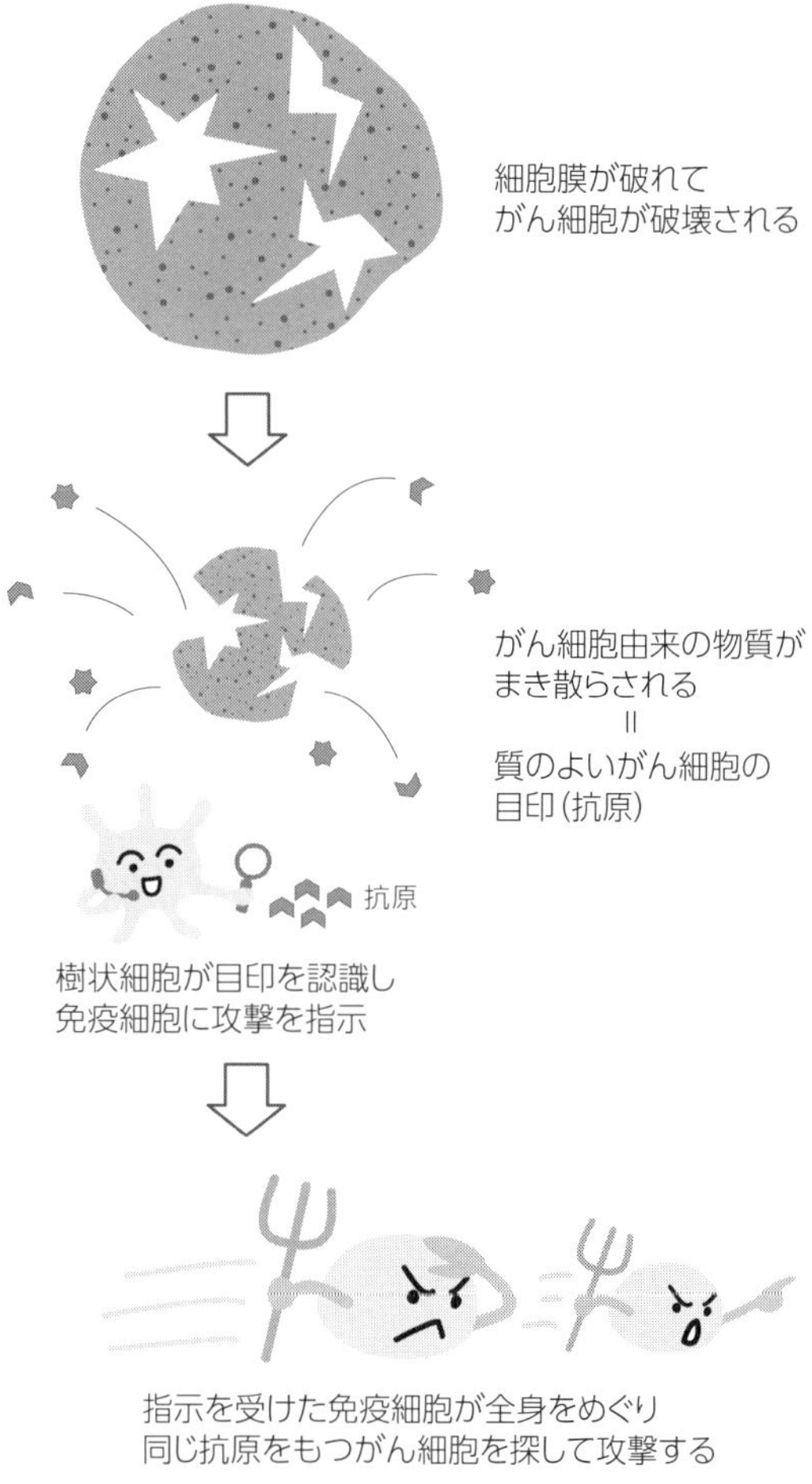
細胞膜が破れて
がん細胞が破壊される
がん細胞由来の物質が
まき散らされる
॥
質のよいがん細胞の
目印（抗原）
抗原
樹状細胞が目印を認識し
免疫細胞に攻撃を指示
指示を受けた免疫細胞が全身をめぐり
同じ抗原をもつがん細胞を探して攻撃する

による直接的な攻撃以上の「免疫」の効果が、マウスの体内で起きていたことになります。

さらに、2016年に米科学誌『サイエンス・トランスレーショナルメディシン』に小林さんが発表した論文は驚くべき内容でした。②

がんが体内で増殖するときに、がんを助ける免疫細胞のひとつに「制御性T細胞」があります。制御性T細胞は、がんのまわりに集まってきて「門番」となり、免疫細胞からのがんへの攻撃を抑え、がんを守っています。もともとは、免疫が過剰にはたらくのを抑制するためにあるのですが、がんが免疫から逃れるのを助けてしまうのです。この制御性T細胞は、坂口志文・大阪大栄誉教授が発見しました。

小林さんは、この制御性T細胞を光免疫療法で破壊する実験をしました。制御性T細胞の表面には「CD25」という抗原があります。このCD25とくっつく抗体にIR700を取りつけた薬をつくり、がんを発症させたマウスに投与し、がんのある場所に光をあてたのです。すると約1日でがんが消えました。

この実験では、がんには薬が結びつきませんから、がん細胞は攻撃されず、制御性T

細胞だけが攻撃されます。それにもかかわらず、がんが消えたことになります。

詳細に調べると、光免疫療法で制御性T細胞が破壊されたあと、制御性T細胞が門番として抑えていたT細胞やNK細胞が目覚めて、がん細胞への攻撃をはじめていました。がんが免疫から逃れるための「守り」が手薄になり、免疫のがんに対する攻撃力が回復したと考えられます（図7）。


続く実験では、まず1匹のマウスに同じ種類のがんを4カ所に発症させました。次にCD25とくっつく抗体にIR700を結びつけた薬を投与し、1カ所のがんだけに光をあててみました。するとマウスの全身のがんが小さくなったのです。

これは、光をあてた場所で目覚めた攻撃力のあるT細胞が血液に乗って全身をめぐり、ほかの場所のがんまで攻撃したと考えられます。一方、異なる種類のがんを1匹のマウスに移植して同様の治療をすると、光をあてたものとちがう種類のがんは消えませんでした。

目覚めたT細胞が攻撃するのは、光をあてたがん細胞に限られ、ほかの細胞に影響をおよぼすことはないと考えられます。T細胞が獲得免疫によって「敵」と認識したのは、

図7　制御性T細胞への光免疫療法の効果

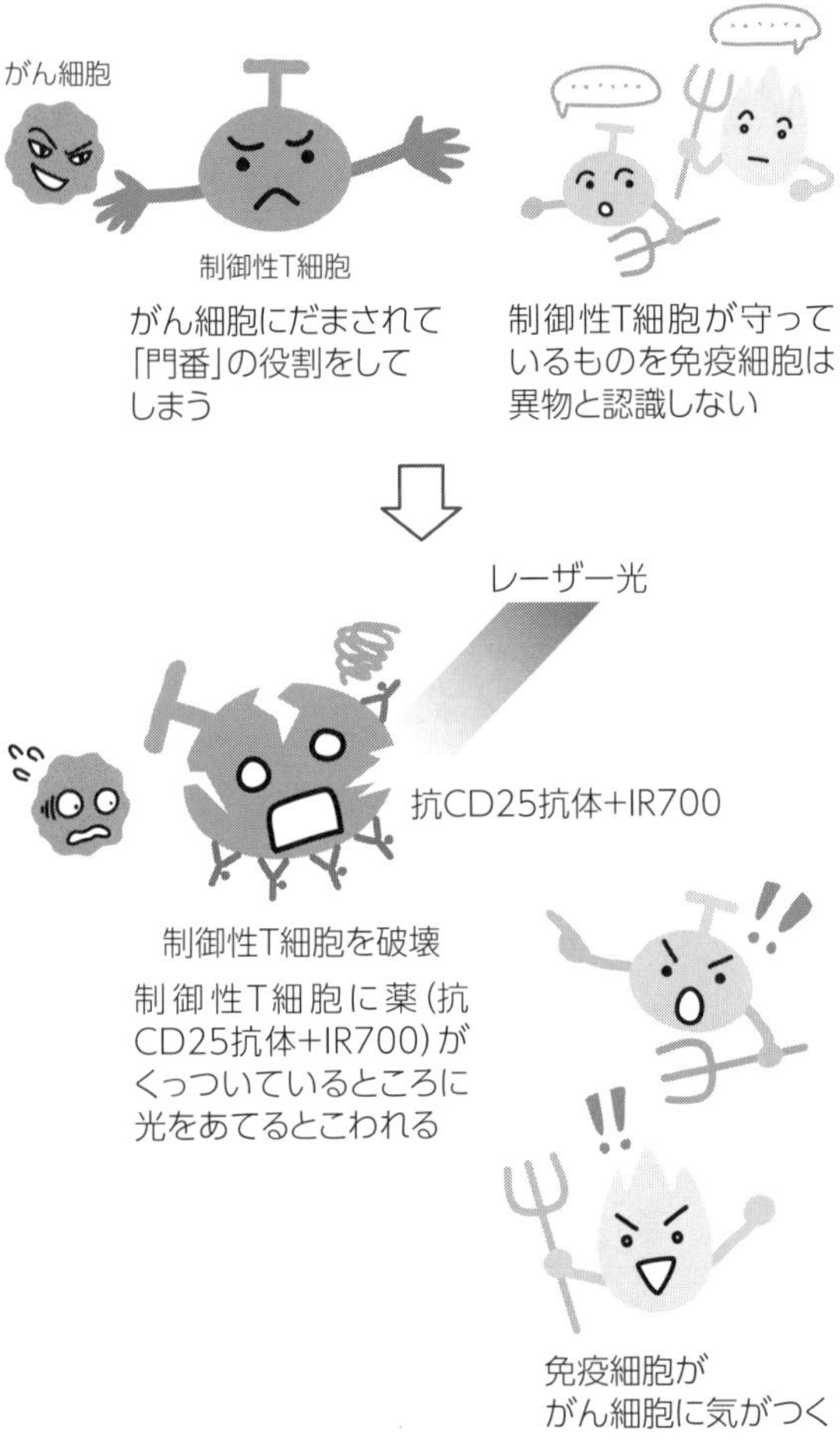
がん細胞
制御性T細胞
がん細胞にだまされて「門番」の役割をしてしまう
制御性T細胞が守っているものを免疫細胞は異物と認識しない
レーザー光
抗CD25抗体+IR700
制御性T細胞を破壊
制御性T細胞に薬（抗CD25抗体+IR700）がくっついているところに光をあてるとこわれる
免疫細胞ががん細胞に気がつく

光をあてたところにあるがんだけだからです。これは、転移がんの治療にも使える可能性を示す成果といえるでしょう。

このような、

① 光をあててがん細胞をピンポイントで破壊し
② 細胞膜が破れてがん細胞の中身がまき散らされ
③ まき散らされた物質によって免疫細胞を目覚めさせる

というプロセスから、小林さんは「がんを攻撃する免疫を誘導する治療法」という意味で「光『免疫』療法」と名づけたのです。

免疫細胞は生かしたまま、がん細胞だけを攻撃

小林さんは、これまでの代表的ながん治療について「毒をもって毒を制す治療だった」と表現します。

手術でがんを切除すれば周囲の組織も傷つきますし、がんの近くに集まっている免疫細胞も一緒に摘出されてしまいます。全身に投与される抗がん剤は、薬の影響が正常細胞にもおよび、さまざまな副作用を避けられません。

放射線も最近は「ピンポイントの照射」を狙っていますが、まだ周囲の組織への影響を皆無にすることはできていません。また、がんと戦う免疫細胞は放射線に弱く、放射線をあてるとがん周辺の免疫細胞も一緒にやられてしまいます。

小林さんは京都大医学部を卒業後、放射線科医として、国立京都病院（現・京都医療センター）で放射線の診断と治療、内視鏡、病理などの臨床を経験しました。そのとき放射線治療後の副作用に苦しむ人を多くみてきたため、できる限りがん細胞だけを攻撃し、免疫細胞は生かす治療法の開発を目指したのです。

小林さんは「がんは、がん細胞だけではなく、免疫細胞などいろいろな細胞がまざって存在しています。これまでの3大療法（手術、抗がん剤、放射線）は、がん細胞を狙いながら、がんと戦う免疫細胞まで一緒に壊したり、取り除いたりしていました。私は『がん細胞は直接攻撃しよう。でも防御は弱めないようにしたい』と考え、がん細胞だけをピンポイントで壊す方法を考えたのです」と説明します。

小林さんが「光免疫療法の効果をマウスで確認した」と発表した論文は、大きな反響をよびました。当時のバラク・オバマ米大統領は、2012年1月の一般教書演説で、小林さんの成果について「イノベーション（技術革新）には基礎研究が必要です。連邦政府が財政支援する研究所や大学では、いくつもの発見が生まれました。（そのひとつが）正常な細胞は傷つけずにがん細胞だけを殺す新たな治療法です」と紹介しました。

それだけ画期的な研究だったといえます。

「あっというまにがん細胞を殺す力がある。まるで誘導ミサイルだ」

当然、患者たちの光免疫療法への期待が高まりました。

その背景には、「米国で2015年にはじまった治験で従来の治療法を超える可能性がある効果が確認されたこと」「幅広いがん種が治療対象となる可能性があること」「副作用が少ないと期待されていること」などがあります。

米国での臨床試験では、「舌がん、口腔がん、咽頭がんなどの頭頸部がん[注2]が、ほかの治療法では治癒せず、再発した患者」が対象になりました。

患者のがん細胞の表面にある「上皮成長因子受容体」（ＥＧＦＲ[注3]）という抗原にくっつく抗体に、ＩＲ７００を取りつけた薬を投与します。最初の第１相の臨床試験は、安全性を確認する目的で実施されました。

「薬剤をごく少量投与する３人」「中くらいの量を投与する３人」「多めの分量を投与する３人」の３グループに分け、それぞれ１回だけ光をあてました。このうちひとりは途中で参加をやめたため、残る８人を１カ月にわたって経過観察しました。

その結果、３人はがんが消滅し、１年以上たったあとも生存が確認されました。残る５人は治療後１カ月半～６カ月後に亡くなったものの、４人はがんが小さくなり、ひとりのがんは大きくなりませんでした。

この臨床試験を担当した米ラッシュ大（シカゴ）のカースティン・ステンソン医師は、2016年、米科学誌『サイエンス』などを発行する米科学振興協会のニュースサイトに「この治療法は、とてもユニークで非常に選択的。そしてあっというまにがん細胞を殺す力がある。まるで『誘導ミサイル』のようだ」と投稿しました。

第2相の臨床試験の結果は、米トーマス・ジェファーソン大（フィラデルフィア）などの研究チームが、2019年6月の米国臨床腫瘍学会（ASCO）で発表しました③。30人の再発頭頸部がん患者に治療を実施した結果、がんが完全に消えた「完全奏功」が

注2　頭頸部がんは、舌がん、咽頭がん、喉頭がんなど頭頸部領域から発生したがんの総称です。世界では6番目に多く、日本の男性では7番目に多いがんです。
注3　EGFRは、細胞の成長や増殖にかかわるたんぱく質。この遺伝子に変異が起きると、増殖のスイッチが入り続けた状態になります。

4人、がんが30％以上小さくなった「部分奏功」が9人で、がんが小さくなった人が全体の43％となりました。それ以外の11人はがんが大きくならず、5人は病気が進行しました。残り1人は評価ができなかったとのことです。がんが悪化しない生存期間は平均5・2カ月、全生存期間は平均9・3カ月でした。

副作用は13人で確認されましたが、治療によるものは3人で、患部の痛み、口のなかの痛み、閉鎖性気道疾患がそれぞれひとりずつでした。それ以外は、治療によるものとは関係ないと考えられる倦怠感や飲み込みの障害、便秘などでした。研究チームはこの結果を分析し、「光免疫療法は重い頭頸部がん患者に対して、意味のある治療と考えられます。副作用については管理可能でしょう」とコメントしています。

1週間後には患部が縮まり、1カ月後にはほとんどみえなくなった

治験に参加した患者のがんの変化も、ほかのがんの治療法ではみられない治療経過だっ

たそうです。

小林さんが2017年の講演で紹介したスライドによると、のどの奥にがんが広がっていた患者の場合、最初は真っ赤だった患部が光をあてた直後に真っ白になり、次の日には表面がポロポロとかさぶたが落ちるようにはがれはじめました。そして、1週間後には患部が縮まって潰瘍のようになり、周囲から新しい粘膜が広がりました。1カ月後に、がんはほとんどみえなくなりました。

のどの奥に大きながんができたべつの患者は、治療前はがんが食道を圧迫して食事もできなかったそうです。しかし、光をあてた翌日には、患部が柔らかくなって食事がのどをとおるようになり、数日後に検査をすると、患部は「水袋」のようになっていました。

がん細胞を光らせて検査をするPET（陽電子放射断層撮影）でみてみると、のどに光る細胞がみつからなくなっていたそうです。

小林さんは「最初の治験でがんが少し残ってしまった患者さんから『またやってほしい』という声があがったと聞き、狙いどおりだと感じました」と話しています。

日本での治験も注目されました。国内の治験は、2018年に国立がん研究センター東病院（千葉県柏市）で実施されました。

まず、安全性を確認する目的で、頭頸部がんが再発した3人の患者が対象になりました。この治療法の開発を担う米製薬ベンチャー「楽天メディカル」によると、ふたりのがんが小さくなり、ひとりは症状が悪化しました。治験を担当した同病院の田原信・頭頸部内科長は「効果があった咽頭がんの患者さんの場合、光をあててわずか30分でがんが黒っぽく変わりました。目にみえてがんが変化するという効果のはやさに驚きました」と話します。

この患者は、4週間後には、いったんがん全体が壊死したような状態になったそうです。ただし、最終的には画像判定で「部分的な効果」と判定されました。また、がんが小さくなる過程で非常に強い痛みが起きたそうです。田原さんは「今後の治療では、痛みどめを投与するなど、痛みへの対応をきちんとすることが必要でしょう」と話します。

3人とも薬剤や治療が原因とみられる全身の副作用はありませんでした。田原さんは「がんを消せる可能性を秘めているうえ、全身の副作用がほとんどない新たな治療法が、がん治療に加わる意味は大きいと思います」と話します。

画期性や有効性でスピード承認が適用される

これらの結果を受けて、厚生労働省は2019年4月、画期的な新薬がいちはやく実用化できるよう優先的に取りあつかう「先駆け審査指定制度」の対象に、光免疫療法で使う薬を指定しました。

先駆け審査指定制度は、最先端の薬や医療機器を日本で早期に患者へ提供するため、国が開発段階から対象製品を指定して、承認にかんする相談や審査を優先的に取りあつかうものです。

指定の要件は、次の4点です。

①　治療薬の画期性（既存薬と異なる仕組みであること）
②　対象の病気の重篤性（命に重大な影響があったり根治療法がなかったりすること）

③　極めて高い有効性（従来の治療法にくらべて有効性の大幅な改善が見込まれること）
④　世界に先駆けて日本での承認申請をすること

これらの要件を満たし、指定を受けると、通常1年以上かかる審査期間を半年程度に短縮できるとされます。

この指定を受けて、2020年3月、楽天メディカルが薬剤とレーザー光を照射する機器の承認について、世界ではじめてとなる申請をしました。

申請時には、光免疫療法に対する「条件付き早期承認制度」の適用も決まりました。この制度は、有効な治療法がなく患者数が少ない病気を対象とする医薬品について、最終段階の第3相の臨床試験を実施するまえであっても、市販後に必要な調査をすることを条件に製造販売を承認するものです。

適用の条件は、①対象の病気が重篤であること　②医療上の有用性が高いこと　③第3相試験をすることが難しいか患者が少ないことで実施に時間がかかると判断されること

④臨床試験などで一定の有効性と安全性が示されると判断されることとなります。

これらのスピード承認に向けた制度の対象になったことで、患者への提供のスケジュールがはやまることが期待されました。

「インターネットが世の中を変える」と確信したときと同じ感覚

小林さんが、がん光免疫療法のマウスにおける効果を論文で発表した直後、この治療法の実用化は、２０１０年に米国・サンディエゴで創業したばかりのベンチャー企業「アスピリアン・セラピューティクス」が担っていました。

しかし、臨床試験を実施するには多額の資金が必要です。アスピリアン社には十分な資金力がなく、なかなか臨床試験をはじめられない状況が続きました。小林さんたちは、世界各地の企業や研究機関に手あたり次第に資金提供を打診していました。

そこに登場したのが、楽天の三木谷さんでした。

2013年、進行した膵臓がんを患った父 良一さんの治療法を探していた三木谷さんは、知人を通じて小林さんの研究を知ることになりました。ちょうど横浜市で開かれた日本医学放射線学会総会の開会式で講演するために帰国していた小林さんと面会した三木谷さんは「これはいける」と確信したそうです。そしてその数日後には、「ぜひ資金を提供したい」と協力を申しでたのです。

三木谷さんは「私は医療については素人ですが、最初の説明を聞いたとき『細胞を物理的に破壊するだけだから、これは人間でもワーク（機能）するだろう』と思いました。インターネットが世の中を変えると確信したときと同じような感覚でした」と振り返ります。それにしても、医療というまったく未知の領域への進出を決断したのは、なぜだったのでしょうか。

「もともと銀行マンだった私が、インターネットショッピングをはじめたり、プロ野球の球団をもったりして、自分のなかではタブーがなくなってきていたのかもしれません。この光免疫療法については、結果として投資というかたちにはなりましたが、フィランソロピー（社会貢献）という観点から進めなければならないと考えました」

そして、２０１５年に米国で臨床試験がスタート。さらに、三木谷さんはアスピリアン社の経営にも参画し、２０１９年3月には社名を「楽天メディカル」と変更して、会長に就任しました。

開発された薬は「RM-1929」と名づけられた

小林さんと出会うまえ、三木谷さんは父のために世界中のがん医療を調べていました。「おやじの余命は3カ月といわれました。しかし、『そんなことはないはずだ。世界のどこかにはなにか治療法があるはずだ』と探しまわっていました」と振り返ります。

しかし、父のための治療法はなかなかみつかりません。小林さんの研究への支援を決めたものの「おやじにはもう、まにあわないかもしれない」と悟っていたそうです。それでも、「もしまにあわなかったとしても、これがきっかけになって、世界の何万人、何億人という人の命が助かったり、進行が抑えられたり、楽しい時間をすごせるようになったりすればすばらしいな、と思いました。（米国の宇宙ベンチャーを経営する）イーロン・マスクが『火星に行く』と公言しているように、『俺はがんを治す』と決めたのです」。

そして、「がんを克服する」という目標にもてる情熱を注ぎ込み、開発された薬には当初、「RM－1929」という名前がつけられました。三木谷さんの父、三木谷良一さんの名前の頭文字と、良一さんの生まれた西暦年からつけたものです。この命名は会社の仲間から提案されました。

「大切にしていたおやじは亡くなりましたが、薬に名前をつけてもらえた。おやじに光免疫療法への支援を話したときに、はっきりしない意識のなかで、『こういう治療を世にだして、社会の人たちを助けろ』といわれました。だから、これでおやじのかたき取りができる、と思いました」（三木谷さん）。

免疫療法よりもさらに新しい「第5の治療」となるか

２０２０年9月、厚生労働大臣は楽天メディカルの薬剤「セツキシマブサロタロカンナトリウム」（商品名アキャルックス）と、光をあてるレーザー照射装置「バイオブレード」の製造販売を承認しました。「アキャルックス」は、「希望を照らす明かり」の意味の「アキャ」（明かり）と、光の照度の単位である「ルクス」から「明るくいきましょう」という意味で名づけられました。「バイオブレード」は「生物学的なメス」という意味で、「がん患者にとって手術と並ぶ新たな治療の選択肢になってほしい」という思いが込められているそうです。

この治療について、三木谷さんは「光免疫療法は、（第4の治療とよばれる）免疫療法よりもさらに新しい『第5の治療』ともいえます。単独の治療として、これまでになかった新たな治療を提供できると思いますし、手術などのほかの治療との組み合わせも可能になっていくでしょう。いままで太刀打ちできなかったがんの治療に役立ってほしいと考えています」と話しています。

申請から約半年というスピード承認について、小林さんに感想を聞くと、「想定はできましたが、ベストシナリオだったと思います」と声を弾ませました。こうして光免疫療法は、世界ではじめて日本で実用化されることになりました。

① Mitsunaga M, Ogawa M, Kosaka N, Rosenburn LT, Choyke PL,Kobayashi H. Nature Medicine 2011; 17 (12): 1685-1691.

② Sato K, Sano N, Xu B, Nakamura Y, Nagaya T, Choyke PL, Hasegawa Y, Kobayashi H. Scince Translational Medicine 2016 Aug 17; 8 (352): 352ra110

③ 楽天メディカル「米臨床腫瘍学会にて、RM-1929による光免疫療法の第Ⅱa相臨床試験における良好な安全性プロファイル及び臨床的意義のある抗がん効果を発表」(https://rakuten-med.com/jp/news/press-releases/2019/06/03/2279/)

第3章

がん光免疫療法
〜効果と安全性、実用化への道筋〜

光免疫療法は、条件付き早期承認制度に基づいて、最終段階の臨床試験（第３相治験）を経ずに承認されました。このため、製造販売を担う楽天メディカルに対して、現在、世界で実施している第３相の国際共同治験の結果を、「国内で治療にあたる医療機関に提供すること」や「治療した全症例を対象に使用成績の調査をすること」などが求められています。

また、これまでにない新しい治療法ですから、治療を実施する医療機関は、頭頸部がんに詳しい医師がいて、緊急事態にも対応できる施設に限定する方針です。医師らには事前にトレーニングを受けることが求められます。楽天メディカルは、治療可能な施設を段階的に増やしていくとしています。この章は、光免疫療法の開発状況と今後の展開について紹介します。

光免疫療法の臨床試験が続いている

光免疫療法の頭頸部がん患者に対する第３相治験は、国際共同治験として、日本、米国など世界10カ国以上で実施されています。

具体的には、対象者をふたつのグループに分け、３分の２の患者が入るグループは光免疫療法を受け、もうひとつの３分の１の患者が入るグループでは抗がん剤を使う標準治療を受けます。そして、１年後にがんが悪くなっていない患者の状況、全体の生存状況、ふたつのグループの生存期間のちがいなどを調べ、光免疫療法の有効性を検証します。

国内では、国立がん研究センター東病院などの10医療機関で実施しています。

また、国立がん研究センター東病院では、食道がんと胃がんに対する光免疫療法の医師主導治験[注1]が実施されています。頭頸部がん以外の部位でははじめての治験で、おもに安全性を確認する予定です。

東病院は「これらのがんには、頭頸部がんの治験で使っている薬が結びつくタイプがあり、効果を期待できる可能性があります。効果が確認されれば、高齢者や、ほかにも病気をかかえていて手術が難しい人への適用が検討できるかもしれません」と述べます。

しかし、切れ味が鋭い光免疫療法ならではの課題もありそうです。

頭頸部がんでは、頸動脈を囲むように大きくなったがんの治療ができません。光免疫療法では、がんが一度に消えるため、血管が露出してしまい、大量出血を起こす怖れがあるからです。実際に、米国の初期の臨床試験では死者もでました。

国内の最初の治験を担当した国立がん研究センター東病院の田原信さんは「この治療では、一気にがん細胞が壊死します。膵臓や肺などで細胞が大量に死んだ場合、臓器自体の機能が失われる懸念があります。臓器ごとに安全性をたしかめながら、慎重に進めていくことが必要でしょう」と話しています。

イルミノックス™プラットフォームから新たな治療法を

光免疫療法で承認された薬は、頭頸部がんの抗原にくっつくタイプです。この薬に使う抗体を、ほかのがんの抗原に結びつく抗体に替えれば、より多くのがんに対応できると考えられます。また、光をあてにくい深い場所にあるがんについては、光ファイバーを患部に刺すなどすれば、光を届けることが可能です。抗体の種類を増やしたり、光のあて方を工夫したりすることによって、さまざまながんを対象にできる可能性があります。

また、現在の光免疫療法は、ほかの治療がうまくいかなくなった段階になってから使っていますが、より早期から使ったり、手術後に残ったがんを叩く補助療法に利用したりす

注1　医師主導治験は、新しい治療法の承認を目指し、製薬企業ではなく医師自らが治験を計画し、治験計画届を提出することによって実施する治験のことです。医師が治験の準備から実施、管理まで自らで担当します。

るなど、活用の場面が広がることも想定されます。

楽天メディカルは、免疫療法が「第4のがん治療」となるきっかけになった免疫チェックポイント阻害薬[注2]と光免疫療法の併用療法について、頭頸部がん、皮膚がんを対象に臨床試験を計画しています。さらに、薬の抗体を替え、べつの種類のがんをターゲットにする新しい薬の開発も進めています。

楽天が成長してきたＩＴビジネスの分野には「プラットフォーム」という考え方があります。これには、「関連する商品やサービス、情報を集めた『土台』や『場』を提供する」という意味があります。楽天メディカルは、ＩＴビジネスと同じように「イルミノックス™プラットフォーム」という技術基盤を提唱し、薬と光を組み合わせたさまざまな病気の治療法を開発していくとしています。光免疫療法を中心に、このプラットフォームから、新たな病気の治療の研究や開発が進むかもしれません。

光免疫療法と似て非なる治療法

光免疫療法と「似ている」といわれる治療に、「ホウ素中性子捕捉療法」（ＢＮＣＴ）と「光線力学的治療」（ＰＤＴ）があります。

ホウ素中性子捕捉療法は、まず、中性子をあてると核反応を起こすホウ素をふくむ薬剤を注射してがんに取り込ませます。そこへ中性子線を照射すると、核反応によってアルファ線などが発生してがん細胞が壊れるという治療法です。ホウ素薬剤は、がん細胞が積極的に吸収することと、核反応で発生するアルファ線などは飛距離がきわめて短いため、従来の放射線治療よりも正常細胞への影響が少ないとされています。

注2　免疫チェックポイント阻害薬は、がん細胞が免疫細胞からの攻撃から逃れるために、免疫細胞のはたらきを抑えているブレーキを外す仕組みによって、私たちがもつ免疫の機能を高め、がんへの攻撃力を回復させる薬です。詳しくは第5章で紹介します。

2020年に、手術が難しい進行頭頸部がんと再発頭頸部がんへの保険適用が決まり、悪性黒色腫（皮膚がんの一種）や肉腫への治験もはじまっています。

光線力学的治療は、すでに脳腫瘍や食道がんなど一部のがんに保険適用されています。この治療法では、光をあてると化学反応を起こす光感受性物質をふくむ薬を投与し、レーザー光をあてます。すると、光感受性物質が化学反応を起こして、活性酸素を発生させ、がん細胞を殺します。光免疫療法と同じような方法のため、ちがいがわかりにくいかもしれません。

小林さんによると、ホウ素中性子捕捉療法で使われているホウ素薬剤も、光線力学的治療の薬も、一部ががん以外の正常細胞にも取り込まれてしまうそうです。光免疫療法は、がんにピンポイントでくっつく抗体を使い、さらに光をあてて、細胞膜に1万個以上の傷をつけてがん細胞を破壊します。正常細胞に抗体がくっついてしまっても、1万個程度の傷がつかなければ細胞は壊れません。

このため、ホウ素中性子捕捉療法や光線力学的治療よりも、精度よくがん細胞だけをやっつけることができ、正常細胞への影響が小さい、つまり副作用が少ないと考えられます。

また、光線力学的治療では、正常細胞への影響を減らすため、治療後50時間程度は太陽光にあたらないようにする必要もあります。太陽光にあたると、体内の薬が皮膚の正常細胞を攻撃する「光過敏症」という副作用が起きる怖れがあるのです。

小林さんは「副作用の有無だけではなく、患者さんが本来もっている免疫の力も動員できるのが、光免疫療法です。光免疫療法のほうが、少なくとも100倍以上、がん細胞を殺す効果が高いと考えられますから、ちがいは大きいと思います」と話し、がんへの攻撃力の高さを強調します。

「失敗」と思われた実験が、光免疫療法の開発につながった

光免疫療法は、どのようにして生まれたのでしょうか。

小林さんは京都大大学院で博士号を取得後、１９９５年から米国立衛生研究所（ＮＩＨ）に留学し、がん研究に取り組むようになりました。１９９８年に査証の期限がきたためいったん帰国、２００１年に再び渡米し、ＮＩＨの研究室へ入りました。

当時の小林さんは、がん細胞だけを光らせる研究をしていましたが、ＮＩＨでは研究室の仕事が最優先でした。そのため、昼間は研究室のテーマに取り組み、みんなが帰宅したあとの夜中を自分の研究時間にあてていました。家族が住む家とはべつに、研究所近くにアパートを借りて仮眠をとったり、そのまま研究室に泊まったりすることも少なくありませんでした。

やがて、夜中に実験を繰り返す努力が研究室の仲間に認められ、夕方以降の実験しやすい時間をわけてくれるようになりました。そこで、がん細胞にくっつくとスイッチが「ＯＮ」になってがん細胞を光らせる物質の研究に打ち込みました。

「どんな物質でがん細胞を光らせるといいだろうか」

小林さんが候補として選んだ蛍光物質は百数十個ありましたが、そのうちのひとつが「ＩＲ７００」でした。ＩＲ７００のもとになっている化学物質「フタロシアニン」は、新幹線の車体の塗装などにも使われる色素です。フタロシアニンは水に溶けません。水に溶けないということは、すぐにかたまりになってしまうため、ふつうは薬に適さないものです。

しかし、フタロシアニンの特徴に着目した小林さんは、米企業と協力して、水に溶けやすくした「ＩＲ７００」を開発しました。

ある日、がんに結びつく抗体にＩＲ７００を取りつけた薬を、シャーレに乗せたがん細胞にふりかけ、光をあててみました。「どんなふうに光るだろうか」と思って観察していると、がん細胞が次々と死んでいったのです。実験を担当していた同僚の研究者はがっかりして、「実験に失敗してしまった」と小林さんに報告しましたが、小林さんはすぐに気づきました。「がん細胞が死ぬのなら、これは治療に使える」と。

小林さんはもともと「ピンポイントでがん細胞を光らせることができれば、将来はピンポイントで攻撃することが可能になるはずだ」と考え、研究を進めていました。そして、この「失敗した」と思われた実験が、光免疫療法の開発につながったのです。

からみあったがん免疫の糸を解きほぐしたい

長年続けてきた研究成果の実用化が決まったいまも、小林さんは、光免疫療法による治療の可能性をさらに高めようと研究を続けています。

そのひとつが、免疫チェックポイント阻害薬と光免疫療法の併用療法によって、治療効果を高める研究です。

免疫チェックポイント阻害薬は、これまで治療法がないとされていたがん患者を治癒に導く可能性があるとして、世界的に注目を集めました。しかし、一部の患者にしか効果がないことが大きな課題となっていたのです。小林さんたちが、結腸がんを発症させたマウスに免疫チェックポイント阻害薬を投与しても1割程度しか治りませんでした。

そこで、小林さんたちのチームは、結腸がんを発症させたマウスに、まず光免疫療法をしてから、免疫チェックポイント阻害薬を投与しました。すると、治癒率が8割以上に高まりました。これは、前述したように、光免疫療法によって破壊されたがん細胞が、がんの抗原などをまき散らしたからです。まき散らされたがんの抗原などが、がんを攻撃する免疫細胞を新たによびよせて、攻撃力を高めた結果だと考えられます。

さらに小林さんは、べつの免疫細胞のブレーキについても、光免疫療法との併用療法の効果を調べています。

先ほどの併用療法で使った免疫チェックポイント阻害薬は、T細胞の表面にある「PD－1」という分子に対して、がん細胞がかけているブレーキを解除させるものでした。そこで、小林さんたちは、がんがべつの分子「CTLA－4」にかけているブレーキを外す免疫チェックポイント阻害薬をマウスに投与したところ、PD－1にかけられていたブレーキを外しても治らなかったがんが治りました。

こういった小林さんの研究から、がんが多様なブレーキを駆使して免疫からの生き残り

を図っている具体的な姿が明らかになりつつあります。[注3]

さらに、免疫細胞を元気にするはたらきがあるサイトカイン「インターロイキン15」（IL-15）を投与すると、多くのがんで治療効果が確認されました。光免疫療法で制御性T細胞を壊すのと同時に、これらの治療をすれば、さらなる治療効果を期待できそうです。

小林さんは「がん周辺の免疫の環境は人によって多様で、いかに免疫細胞がはたらきやすい環境を整えるかがポイントです。さまざまな実験を粘り強く続けることで、からみあったがん免疫の糸を解きほぐしていきたいです」と話します。

関西医科大に「光免疫医学研究所」を設置

小林さんが発明したがん光免疫療法ですが、この1〜2年で、小林さんの研究室とは別個に研究に取り組むチームが増えてきました。米国や中国、欧州では独自に新たな抗原を探したり、治療方法を変えたりする研究が進められています。小林さんはＮＩＨのほかに、日本でも光免疫療法の研究をさらに進める考えです。

２０２０年7月、関西医科大（大阪府枚方市）に「光免疫医学研究所」の準備室が設置されました。２０２２年度、光免疫療法に特化した研究所を世界ではじめて開設する予定です。

国内では、ＮＩＨの小林研究室で腕を磨いた研究者たちがそれぞれの所属先で研究を続けていますが、それらをつなぐ研究環境はありませんでした。小林さんは、そこを日本の研究拠点にしようというのです。ＮＩＨとの兼任で研究所長に就任する予定の小林さんは「がん光免疫療法や免疫学全般を専門的に研究する機関になります。大きな研究所ではありませんが、日本の光免疫療法研究の中心にしたいと考えています」と意欲を示しています。

注3　ＰＤ－1、ＣＴＬＡ－4について、詳しくは第5章で説明しています。

2011年に光免疫療法についての論文を発表してから、9年で実用化への道筋がついたことについて、小林さんは「一瞬だったような気もしますし、いろいろ長かったような気もします」と話します。当初は資金が集まらず、臨床試験をはじめることもままなりませんでした。資金提供を求め、小林さんはあらゆる扉を叩き続けました。米国を離れてシンガポールへ移籍することも考え、シンガポールへ訪れた帰り道に、三木谷さんからの資金提供の申し出を受けることになりました。

「(2011年当時は)10年くらいで実用化したいという思いはありましたが、半分は『無理かな』とも思っていました。それでも、だれかがこの治療法が画期的だということをみつけてくれるまで、あきらめずにやろうと考えていました」と小林さんは語ります。「三木谷さんがみつけてくれたのは本当にラッキーでした。でも『運も実力のうち』ではないでしょうか。あきらめずに扉を叩いたからこそ、三木谷さんが開けてくれたのではないかと思います」

薬価は高額となるが、原価の透明性を高めた

光免疫療法の薬は、2020年11月に保険適用されました。1瓶250ミリグラムの薬の値段は、102万6825円となりました。また、がんへレーザー光をあてる使い捨ての機器（光ファイバー）は1本22万9000円となり、こちらも12月に保険適用されることが決まりました。

厚生労働省によると、標準的な体格の成人は1回の治療で薬を4瓶使うことが想定され、最大で8本のチューブを使った場合、技術料などもふくめて約600万円かかることになるそうです。このほか入院する場合は、その費用も必要になります。ただし、患者は高額療養費制度[注4]を使うことによって自己負担を大幅に抑えられます。

注4　高額療養費制度は、高額な医療費の負担を軽減するための制度で、公的医療保険の加入者はだれでも使えます。同じ月内にかかった医療費の自己負担額に上限を設けるものです。詳しくは第5章で説明します。

今回の価格は、まったく新しい仕組みの薬であることから、「原価計算方式」という算定方法で決められました。原価計算方式とは、薬を製造する原価に販売費、営業利益、流通経費、消費税などを加えて薬価を決めるものです。

楽天メディカルによると、第2相治験までの結果に基づく「条件付き早期承認」だったため、現在進められている第3相治験の費用は原価に入っていないとのことです。また、米国の本社のコストもふくめ、可能な限りの情報を開示することによって、「原価」の透明性を高めたとしています。

同社の虎石貴プレジデント兼COO（最高執行責任者）は「薬の安全性や有効性の確認については厳格に取り組む一方、開発に時間をかけるほど『原価』はふくらむため、さまざまな制度を最大限活用し、迅速に進めることを目指しました。すぐに利益をあげることが目的ではなく、この治療法をいちはやく定着させることを優先させたいと考えています」と話します。

現状は、対象が一部の頭頸部がんの患者に限られているため、年間400人あまりへ投与されるという想定に基づいて薬価が算定されていますが、今後、対象のがんが広がり、使用する患者が増えるなどすれば薬価が見直される可能性もあります。

「医学研究者は、研究成果が患者さんのところに届くことを夢にみる」

日本で光免疫療法が承認されたあと、東京都内で開かれた記者会見で、三木谷さんはこう振り返りました。

「当初は、『動物実験でうまくいっても、人間ではうまくいかない』といわれました。その道のプロの人が考えれば『うまくいかないだろう』と思われることに挑戦することは、非常にリスクの高い投資だったかもしれません。しかし、（治療法の）ロジック（論理）はシンプルで、がん細胞の破壊についてはうまくいくだろうと思いました。それが『素人の力』なのかもしれません。そして、私は『これはもし失敗したとしても、自分の資産を使う価値のあるプロジェクトだ』と思いました。アントレプレナー（企業家）の最大のミッションはフィランソロピーだからです」

続いて小林さんは「医学研究者は、最終的に自分の研究成果が患者さんのところに届くことを夢にみます。しかし、現実には夢で終わることが大半でしょう。私は夢だと思っていたことが、三木谷さんをはじめとする多くの方の力のおかげで現実になりました。米国で研究をしてきましたが、自分の母国の患者さんの手に届くところまできたことは、感無量です」と話しました。

小林さんは、新型コロナウイルスの感染拡大で研究室への出入りが制限されるなかでも、ひとりでも多くの患者のがんを治せるようにと研究を続けています。私は、その粘り強さこそが、実用化へのベストシナリオを引きよせる原動力となったのではないかと思います。

第4章

がん光免疫療法 ～よせられる期待～

光免疫療法が国内で実用化されることになりました。これまでにない治療法ですから、治療を受けられる医療機関は、全国一斉ではなく徐々に広がっていく予定です。

「治療に使う薬」と「レーザー装置」を製造販売する楽天メディカルは、安全な治療の普及を進めるとともに、新たながん治療の開発を目指し、世界のがん医療の専門機関が参加する連携ネットワークの構築を進めています。このネットワークには、国内からは、国立がん研究センターの参加が決まりました。

≪インタビュー≫

この章では、国立がん研究センター東病院で、国内の光免疫療法の治験を担当する田原信・頭頸部内科長と、楽天メディカルの開発責任者であるミゲル・ガルシア・グズマン・副会長兼チーム・サイエンティフィックオフィサーに、今後の光免疫療法への期待を聞きました。

田原信　国立がん研究センター東病院頭頸部内科長

「新たながん医療の選択肢として加わることは、大きなインパクトがあると思います。とくに、高齢の患者さんや、標準治療を受けることが難しい患者さんが、この治療を受けられるようになる可能性がでてきます」

――光免疫療法の安全性を確認する国内で最初の治験は、どのような結果でしたか。

国内の第1相治験は、再発頭頸部がんの、50~70歳代の女性患者3人を対象に実施しました。そのうちふたりが部分奏効（がんが30%以上小さくなった状態）で、ひとりは病状が悪くなるという結果でした。いずれも治療は1回（薬の投与と光の照射を1回）だけしました。そのうち、咽頭がんの患者さんには非常によく効き、治療からわずか30分でがんが黒く変化して、手術室にいたみんながびっくりしました。

人数が少ないため、この結果で治療の有効性を検討することはできませんが、がんの治療でここまで手に取るように治療効果がわかるものはありません。この患者さんは、４週間たつと、がんがいったんみえなくなりました。ただし、治験の画像判定では部分奏効という評価になりました。

――国内の治験で副作用はありましたか。

効果があった患者さんでは、かなり痛みがありました。あれだけの大きさのがんが一気に壊死するのですから、やむを得ないかもしれません。ただし、痛みどめなどを使い、やわらげることは可能です。薬によるものと考えられる副作用はありませんでした。

――この治療を受ける患者さんは、どれくらい入院が必要でしょうか。

この治療では、基本的に全身麻酔が必要になります。大きめのがんでは、がん全体に光を届けるため、光ファイバーをがんのある部位に刺すからです。がんの部位によっては、全身麻酔が不要なこともあります。治療は手術室で実施し、数時間で終わります。

治療後、がんがあった場所の組織が大きく消えた（なくなった）場合は、痛みの管理や患部の処置などのために長めの入院が必要でしょう。治療による組織への影響が少なく、血液検査などの結果が問題なければ、1週間程度で退院できると思います。

――この治療の可能性はどのようにみていますか。

治験の対象は再発した患者さんでしたが、私は早期のがんに使うことも有用なのではないかと考えています。現在、早期の頭頸部がんや食道がんでは、内視鏡手術による治療が実施されています。ただし、この手術は高いレベルの技術が求められます。もし早期がんから光免疫療法を使えれば、がんが表面だけにとどまっている段階ですから、光ファイバーを患部へ刺す必要はなく、薬を投与し、ペンライトのような装置で光をあてるだけで治療できる可能性があります。

――患者への負担も少ないということでしょうか。

はい。とくに、咽頭がんや食道がんは再発しやすく、何度も手術が必要になるケースもあります。手術を繰り返すと、食べものを飲み込みにくくなるなど影響は少なくありません。光免疫療法によって少ない回数で治療できれば、患者さんの負担が減らせると思います。

米国の治験の症例をみると、高齢の患者さんでがんが消失したという例もあります。高齢になると、従来の標準治療である手術や抗がん剤、放射線の治療をすることをためらうことも増えますが、光免疫療法であれば患者さんへの負担が少ないので、治療に取り組むメリットがみいだせる可能性がありそうです。

さらに、私は手術後の「補助療法」として有効なのではないかと考えています。手術をしても一部のがんが残ってしまった可能性があるとき、手術後に光免疫療法を追加すれば、再発のリスクをかなり低くできるのではないかと思います。

――がん患者のみなさんからは、頭頸部がん以外のがんへの応用が期待されています。

国立がん研究センター東病院では、食道がんと胃がんを対象に医師主導治験を実施しています。気をつけなければならないのは、食道や大腸などの壁が薄い臓器では、大きながんが一度になくなると、臓器に穴が開く怖れがあることです。また、肺や膵臓のような臓器の場合は、組織が大きく失われれば、臓器自体の機能が失われるかもしれません。臓器によって安全性を確認しながら慎重に進める必要があると思います。

――光免疫療法がすぐに手術に代わる治療法になる、という段階ではないということですか。

はい。動物実験などで十分に安全性をたしかめたうえでなければ、すぐにさまざまな臓器に広げるということにはならないと思います。

――光免疫療法が登場した当時、この治療法の意義に懐疑的な専門家も多くいました。

いまはかなり注目されるようになっています。従来のがん治療とはまったくちがう仕組みの治療に、医師たちの関心は高まっていると思います。大きながんには光を届けるための光ファイバーを刺すことが必要ですが、外科医からは「3Dプリンターを使って、事前にシミュレーションをしてはどうか」という提案もでてきています。

――光免疫療法を受ける際、患者が気をつけなければならないことはありますか。

先ほどいいましたように、がん細胞が一気に消滅するので、がんが血管を巻き込んでいるなどといったケースなど、重篤な副作用が起きるリスクが高い患者さんもいます。それに、この治療にはレーザー装置が欠かせないので、どこの医療機関でも受けられるということにはならないとは思います。あらゆる面で、この治療に対応する体制がきちんと整った病院で受けてほしいと思います。

また、承認まえから「光免疫療法」と銘打った治療をしているクリニックなどもあるようですが、それらは私たちが提供しようとしている治療とはちがう「まがい物」です。あやしい治療にだまされないように気をつけてほしいと思います。

——この治療への期待を教えてください。

光免疫療法は、がんを消せる可能性があり、さらに標準治療で起きるような副作用が少ないという特徴があります。そのような治療法が、新たながん医療の選択肢として加わることは、大きなインパクトがあると思います。とくに、高齢の患者さんや、標準治療を受けることが難しい患者さんが、この治療を受けられるようになる可能性がでてきます。将来は、より早期のがんなどにも、広がっていくのではないでしょうか。

ミゲル・ガルシア・グズマン　楽天メディカル副会長兼チーム・サイエンティフィックオフィサー

「この治療法を希望する患者さんが、どんな経済状況にあっても、どこに住んでいても、アクセス可能にしていきたいと考えています。患者さんたちには「ＨＯＰＥ」（希望）をもっていただければと思います」

――なぜこの治療法の実用化に取り組もうと考えたのですか。

私は、楽天メディカルの母体となった製薬ベンチャー「アスピリアン・セラピューティクス」を創設したときから、がん治療に変革をもたらしたいと考えていました。

私の仕事の目標は「がんの治癒」です。だから、小林久隆・米国立衛生研究所（ＮＩＨ）

主任研究員が開発したがんの光免疫療法が、動物実験などの研究においてがんを高精度に選択的に治療できそうだということ、同時に免疫も活性化できそうだということを知り、ぜひ実用化に挑戦したいと考えました。

――臨床試験について、現状を教えてください。

臨床試験というのは実験的な段階ですから、「実際に患者さんへどのような結果をもたらすことができるか」ということは申しあげられません。ただし、すでに発表しているように、第2相治験では4割を超える患者さんで効果が確認され、非常に多くのデータを取得でき、日本で承認を得ることができました。

第3相治験は、米国、日本などグローバルな国際治験として取り組んでいます。対象となる再発頭頸部がんの患者さんは、進行性で既存の治療の経過がよくなかった人たちです。私たちは、この技術基盤を「イルミノックス™」と名づけました。このイルミノックス™によって開発された医薬品・医療機器を使った治療法と、従来の治療法を比較して、奏功率や生存率を統計学的に調べています。結果がでるのは、おそらく2～3年後になると思います。

――がん光免疫療法は、これまでになかった仕組みの治療法になりますね。

従来のがん治療は、手術によってがんを切除したり、放射線で破壊したりする方法でした。もし転移した場合には、抗がん剤が使われてきました。

私たちが目指す治療法の特徴は、手術、放射線治療、そして抗がん剤治療の、それぞれのよい点をもつところだといえるでしょう。光免疫療法は局所のがんに対する効果があるものと考えられていますが、これに加え、免疫が活発になることによって、転移がんにもよい影響がおよぶ可能性があります。これらの点から、独自性の高い治療法になると考えています。従来の治療法に置き換わるというよりは、追加して使うことによるシナジー（相乗）効果が期待できる技術になるのではないかと思います。

ただし、新しい治療法を市場に投入するためには、さまざまな困難がともないます。とくに、従来の治療法とくらべてどのようなメリットがあるかを、医療関係者だけではなく患者さんにもきちんと説明しなければなりません。まったく新しい治療法のため、医療関係者のためのトレーニングも必要です。それらの取り組みをすることによって、医療現場のみなさんとのコミュニケーションが深まっています。現場の医師らとともに、この治療法を価値あるものに育てていきたいと考えます。

――がん患者のみなさんは、承認を受けた頭頸部がん以外のがんについて、いつごろ使えるようになるのかを知りたいと考えていると思います。

私たちは、できるだけはやく、患者さんへこの技術を届けたいと考えています。私は、この治療法を知ったとき、幅広い種類のがんを治療できる可能性があると感じました。そこで、今後は、再発頭頸部がん以外のがんについても、治療戦略を立てていく予定です。たとえば、がんに対する免疫細胞の攻撃を抑えている「制御性T細胞」をターゲットにした治療法や、早期がんを対象にした治療法も検討していきたいと考えています。

――どんなところに仕事のやりがいを感じますか。

本当にたくさんあります。いちばんやりがいがあるところは、私たちの目的である「がんを克服する」ことを目指して、がんの患者さんを救うために前進できていることです。私たちは今後、この治療法を希望する患者さんが、どんな経済状況にあっても、どこに住んでいても、アクセス可能にしていきたいと考えています。患者さん、家族のみなさん、医療関係者、この技術の流通にかかわるすべての人々のための「エコシステム」全体に貢献していきたいです。

――患者のみなさんへメッセージをお願いします。

この技術がもっている可能性は、非常に大きいと思います。だから、患者さんたちには「HOPE」（希望）をもっていただければと思います。私たちは最適な科学を集結し、がんを克服する機会を模索し続けます。そして、つねに患者さんのそばにいて、最善の治療法をみなさんへ提供していきたいと考えています。

第5章
がん医療の歴史を変えた免疫チェックポイント阻害薬

第5章は、近年のがん医療の歴史を大きく変えた「免疫チェックポイント阻害薬」を取りあげます。この薬が登場したことによって、ときには「まゆつば物」と揶揄されてきたがんの免疫療法が、がん治療の「第4の治療」の地位を獲得することになりました。

その仕組みは、分子レベルのストーリーになるため、イメージすることが少し難しいかもしれません。しかし、この薬が、これまで治療が難しかったがんに対して、劇的な効果をもたらしたことによって、がんを取り巻く免疫の環境（「がん免疫微小環境」とよばれることもあります）に注目が集まり、ものすごい勢いで研究が広がっています。

それらの研究は、次の新たな治療を生む原動力になります。免疫チェックポイント阻害薬が明らかにした「がんと免疫の関係」は、それくらいインパクトが大きいものなのです。

がん治療の「第4」の選択肢となる

第1章で紹介した、がんと免疫の関係に注目したコーリー博士以来、がん研究者たちは100年以上にわたってがん免疫療法に挑戦してきました。しかし、それらの挑戦は、実際のがん治療に生かされないものがほとんどでした。

ところが、免疫チェックポイント阻害薬は明らかな効果を発揮し、いまではがん医療になくてはならない薬となっています。

「チェックポイント」とは「門番」の意味です。免疫は異物をみつけて排除するだけではなく、そのはたらきが過剰になりすぎないようにブレーキをかける仕組みももっています。

たとえば、新型コロナウイルスにかかったとき、私たちの体内では免疫細胞がウイルスやウイルスに感染した細胞を懸命に排除します。一方で、排除を終えたあと（治ったあと）

も攻撃が続けば、自分の体を傷つけてしまうことになります。このため、必要なタイミングで免疫細胞のはたらきにブレーキをかけられるようになっています。

免疫から逃れようとするがん細胞は、このブレーキの仕組みをたくみに利用しています。免疫チェックポイント阻害薬は、ブレーキ部分（チェックポイント）の邪魔をして、がんがかけているブレーキを外そうという薬です。

免疫チェックポイント阻害薬がつくられる以前からあった免疫療法は、免疫を強化する「アクセルを踏む」タイプでした。体外で増やした免疫細胞を加えたり、体内の免疫細胞を助ける物質を投与したりして、「免疫のはたらきを強めよう」というものです。

それに対して、がん細胞が「ブレーキ」を踏ませていることに着目した治療法はこれまでなく、免疫チェックポイント阻害薬は「免疫の新たな仕組みを利用する治療法」として注目を集めました（図8）。さらに、ほかの治療法では治らなかった患者に対しても、従来の薬を上まわる治療成績が確認されたことから、ますます注目されました。

図8　免疫のアクセルとブレーキの仕組み

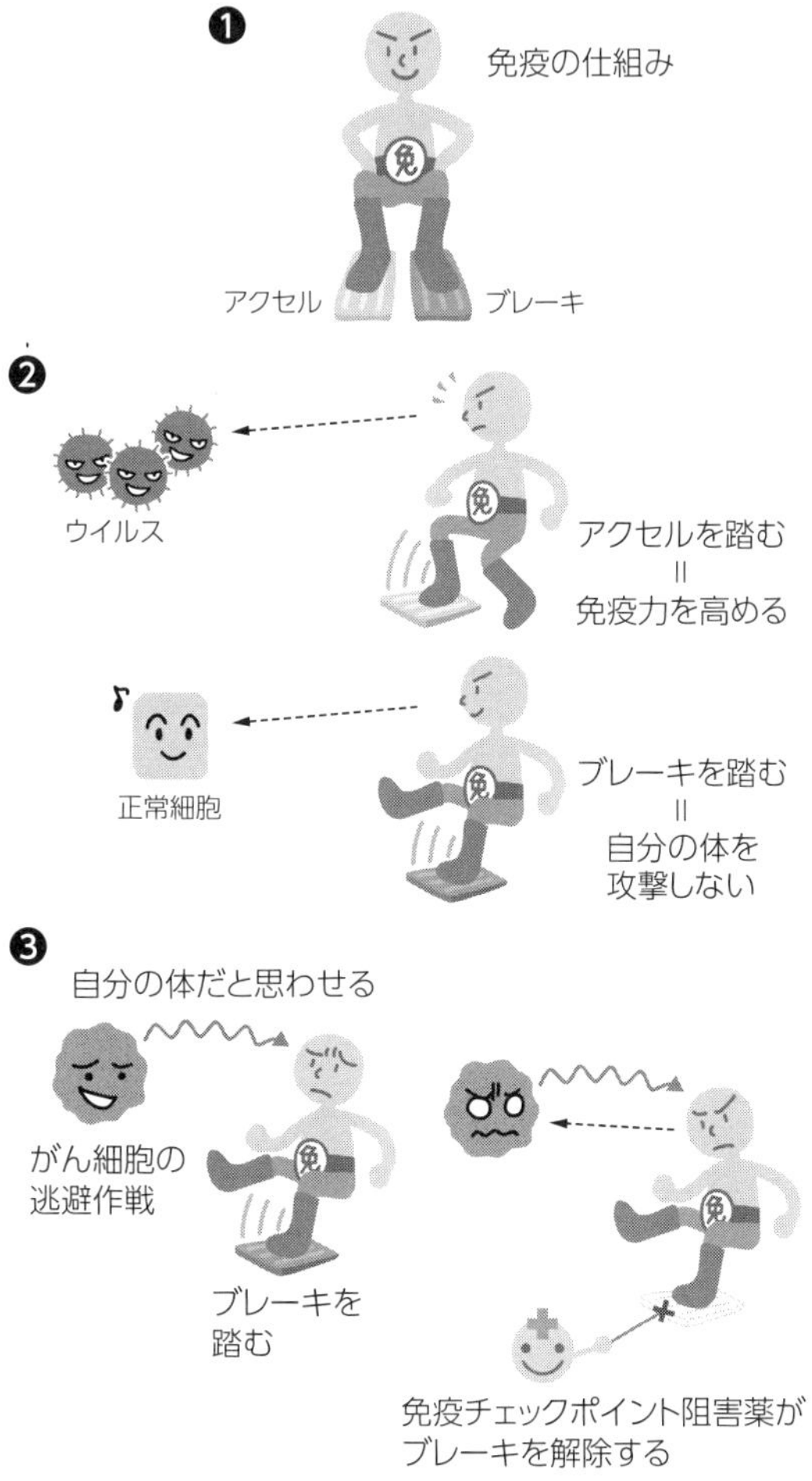

がんが利用している免疫のブレーキを外す、すなわち、がんの免疫からの逃避作戦を邪魔することが、がん治療の大きなカギを握っていることが明らかになったのです。

先まわりしてブレーキを踏ませない

具体的な薬の仕組みをみてみましょう。

2010年、免疫チェックポイント阻害薬が皮膚がんの一種である悪性黒色腫に効果があるとの論文が発表されました[①]。人に対する効果があると、世界ではじめて明らかにした成果です。

この論文で紹介された薬は、T細胞の表面にある「CTLA－4」という分子に注目して開発されました。

誕生したばかりのT細胞はまだ「はたらくモード」に入っていません。この状態を「ナイーブT細胞」とよびます。ナイーブT細胞は、樹状細胞からがんの目印である抗原を

図9　CTLA-4に注目したブレーキON/OFFの仕組み

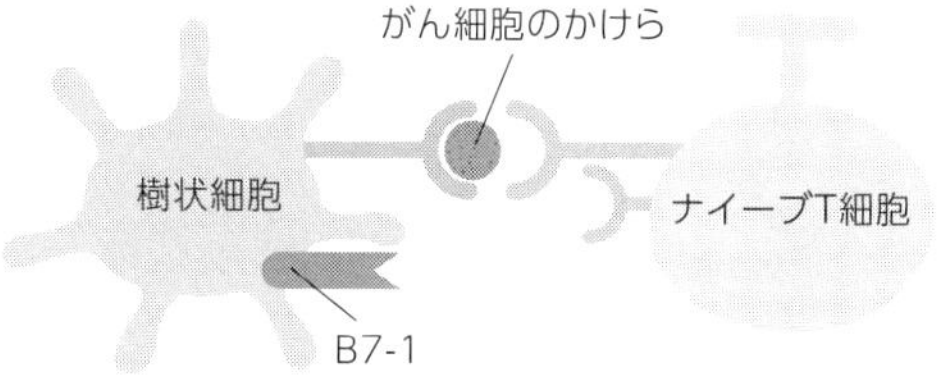

樹状細胞がナイーブT細胞にがんの情報を伝える。するとナイーブT細胞が、がん細胞を攻撃する力を持つ(=活性化する)。

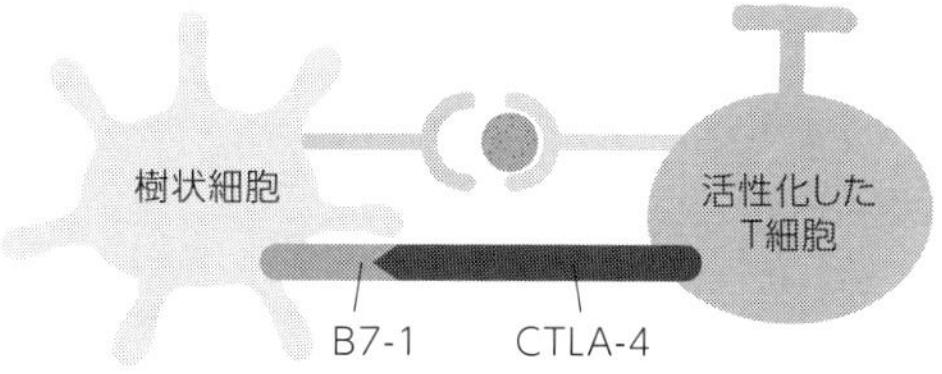

活性化したT細胞にはCTLA-4(免疫が暴走しないように働く)が発現して、B7-1に結合し、T細胞の攻撃にブレーキをかける。

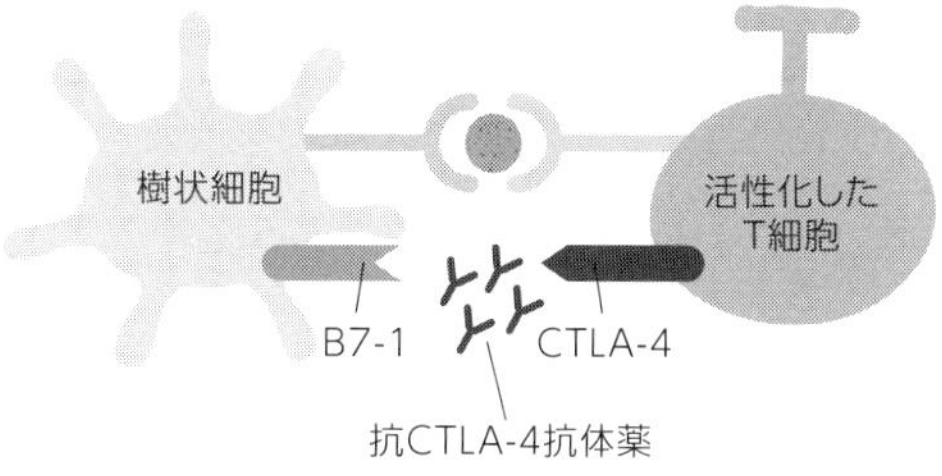

そこで抗CTLA-4抗体薬を送り込むと、これがCTLA-4に結合して、B7-1にCTLA-4が結合するのを阻止し、活性化したT細胞ががん細胞を攻撃できる!

教えてもらってはじめてはたらくモードに入ります。はたらくモードに入ったT細胞の表面には、まちがって暴走して正常な細胞を傷つけないようにするために、ブレーキの分子「CTLA－4」が現れます。

このCTLA－4に樹状細胞側の「B7－1」という分子と結びつくことで、ブレーキが「ON」になります。ブレーキがかかったT細胞は、がんを攻撃できなくなります。そこで、CTLA－4とB7－1が結びつかないように、邪魔をする薬を開発したのです。

それが、樹状細胞のB7－1よりも先まわりして、CTLA－4に強く結びつく「抗CTLA－4抗体」薬です。CTLA－4と抗CTLA－4抗体は、「カギとカギ穴」のようにぴったり結びつきますから、ほかのものがくっつくのを防ぐことができます。つまり、ブレーキがかからないようにできるわけです（図9）。

さらに、CTLA－4は「制御性T細胞」の表面にもあります。第2章でも登場した制御性T細胞は、免疫を抑えることによって結果的にがんを守ってしまう免疫細胞です。

制御性T細胞のCTLA－4が樹状細胞のB7－1と結びつくと、樹状細胞の活動にブレーキがかかります。さらに、制御性T細胞から免疫を抑える物質がでて、はたらくモードのT細胞も弱らせます。

これらの動きによって、がんが逃げやすくなるのです。そこで抗CTLA－4抗体を投与すれば、制御性T細胞によるブレーキも止めることが可能になります。

このような抗CTLA－4抗体の先まわりによって、がんが利用していたブレーキが外れて、はたらくモードのT細胞が攻撃力を取り戻し、がん細胞を破壊できるようになるのです。CTLA－4に注目した免疫チェックポイント阻害薬「イピリムマブ」（商品名ヤーボイ）は、2011年に米国で承認されました。

続いて登場した免疫チェックポイント阻害薬は、T細胞表面にある「PD－1」分子や、がん細胞表面にある「PD－L1」分子の仕組みを明らかにすることによって開発されました。

T細胞がはたらくモードになると、がん細胞はPD－L1という分子を表面にだします。

図10　がん細胞に先まわりしてブレーキを踏ませない

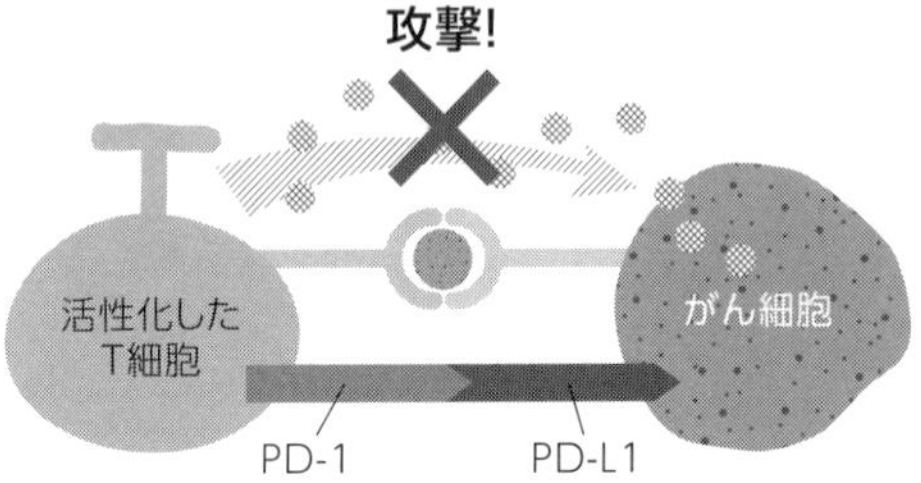

活性化したT細胞（がん細胞を攻撃）に対して、がん細胞はPD-L1を表面にだして、活性化したT細胞のPD-1と結合し、T細胞の動きを止めようとする。

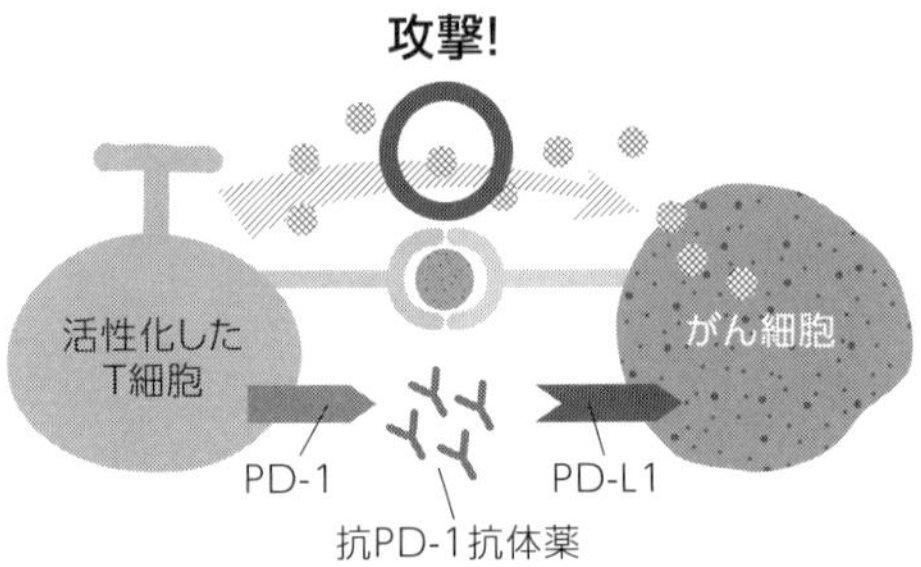

抗PD-1抗体薬が、がん細胞のPD-L1よりも先にPD-1と結合することで、PD-L1がPD-1に結合するのをはばむ。T細胞は抑制されることなく、がん細胞を攻撃できる。

このPD－L1は、T細胞表面のPD－1と結びついてT細胞にブレーキをかけます。そこで、「抗PD－1抗体」や「抗PD－L1抗体」を使って、このブレーキがかかるのを防ぐことにしました（図10）。

ブレーキがかからなければ、はたらくモードのT細胞はがん細胞への攻撃を続けられます。このうち、PD－1にかんする免疫チェックポイント阻害薬「ニボルマブ」（商品名オプジーボ）と「ペムブロリズマブ」（商品名キイトルーダ）は、2014年に日本と米国でそれぞれ承認されました。

成果はあがったが製薬会社が尻込みする

これらの画期的ながん治療法を開発したジェームズ・アリソン・米テキサス大教授と本庶佑・京都大特別教授に、2018年のノーベル医学生理学賞が贈られました。

CTLA－4は、1987年にフランスのグループがみつけたものですが、機能はわかっていませんでした。アリソンさんたちはCTLA－4の研究をする過程で、「CTLA

－4がT細胞のブレーキとなっている」ことを明らかにしました。さらに、がんになったマウスに抗CTLA－4抗体を投与すると、マウスのがんが治ったのです。

1996年にこの成果を米科学誌「サイエンス」に発表し[2]、抗CTLA－4抗体は人への応用につながりました。さらに、2010年に発表された論文[1]で、悪性黒色腫の患者への効果が明らかになりました。4年以上たっても生存率が下がらず、長期生存できる例があることがわかったのです。

本庶さんは1992年、T細胞の表面にあるPD－1を発見しました[3]。そのはたらきを突きとめるために、PD－1の遺伝子を人工的に失わせたマウスをつくると、関節炎や腎炎などの症状が現れました。関節炎や腎炎といった炎症は、免疫が過剰にはたらいて、自己組織を攻撃したときに起きる症状です。こうして、PD－1が免疫のブレーキ役を担っていることがわかりました。

本庶さんは「いずれ、がん治療は免疫療法に取って代わられるだろう」と期待をふくらませましたが、実用化はすぐには進みませんでした。

どの製薬会社も開発に尻込みをしたからです。当時、「がん免疫療法」はかなり研究されているにもかかわらず、ものになったものがなく、「うさんくさい治療法」とみられていました。ようやく、本庶さんの恩師とつきあいがあった小野薬品工業（大阪市）が理解を示し、共同研究がはじまりましたが、小野薬品工業には抗体をつくる技術がなく、そのパートナー探しも難航しました。

やがて、米ベンチャー企業との提携で抗PD－1抗体を入手できるようになり、2006年に臨床試験がはじまりました。臨床試験は、小野薬品工業の許諾のもとに米製薬大手のブリストルマイヤーズスクイブが主導しました。2012年に臨床試験の有効性が報告され、2014年に日本での承認を得ることができました。

CTLA－4は、PD－1やPD－L1にくらべ、免疫による異物に対する攻撃を進めるうえで上流側にあるブレーキとされます。このため、直接攻撃にかかる現場に近いPD－1やPD－L1よりも、CTLA－4のブレーキを外すと重い副作用がでます。また、PD－1、PD－L1のブレーキを外すほうが、より多くの種類のがんへの効果が確認され、医療現場で広く使われるようになっています。

アリソンさんは免疫チェックポイント阻害薬の原理を世界ではじめてみつけ、創薬につなげた「免疫チェックポイント阻害薬の創始者」です。ただし、免疫チェックポイント阻害薬の普及の立役者は、本庶さんがみいだしたPD－1といえるのではないでしょうか。

現場の医師から驚きの声があがる

免疫チェックポイント阻害薬の投与がはじまると、長年闘病を続けてきた患者や現場の医師たちは驚きにつつまれました。抗がん剤が効かなくなり、治療の選択肢がなくなったある肺がん患者が投与を受けたところ、画像診断でほとんどがんがみえなくなるまで症状が改善した例がみつかったのです。

医師たちも「がんが進行し、治療法がなかった患者に明らかに効いている。これは驚異だ」と話すほどでした。とくに、進行した肺がんは予後がよくないがんでしたが、免疫チェックポイント阻害薬で治るケースが増えています。呼吸器内科の医師たちからは「これまではなにもできなかったが、今後は患者に治療法を提案し、積極的に治すことを考えられる」と歓迎の声があがっているそうです。

免疫チェックポイント阻害薬の特徴は、薬そのものががん細胞を直接攻撃するのではなく、がん細胞を攻撃する免疫を強化して、間接的にがん細胞を減らすという仕組みです。

このため、従来の抗がん剤のように、がんの種類によって薬を使いわけなくても、幅広いがんに対して効果を期待できます。また、免疫を増強する効果が長く続くため、薬を使い終わったあともがんが大きくならないケースや、長期生存できるケースが、従来の標準治療より多くみられているのも特徴とされます④。

現在、免疫チェックポイント阻害薬は国内で6剤が承認を受けています。CTLA－4やPD－1、PD－L1のような、免疫細胞やがん細胞の表面にあるブレーキにかかわる分子は約10種類みつかっており、これらを対象にした薬の開発も進められています。

ただし、だれにでも免疫チェックポイント阻害薬が効くというわけではありません。効果があるのは、薬を使った患者の1〜3割です。また、効く人と効かない人をみわける方法は限られています。しかし、もしかんたんな検査法が開発されれば、患者にとって「無駄な」時間がなくなり、ほかの治療を受ける機会を失わずにすむことになります。

免疫チェックポイント阻害薬が効かないケース

免疫チェックポイント阻害薬が国内で使われるようになってから6年がたち、薬の効きやすさ、効きにくさについてみえてきたことが多くあります。たとえば、がん細胞にPD-L1がでていなければ、そもそもブレーキが存在しないので、薬を投与しても意味がありません。がんのまわりにはたらくモードのT細胞がいない場合も、この薬では意味がないといえます。

「薬が効く人と効かない人をみわける方法は限られている」といいましたが、現在、免疫チェックポイント阻害薬を使うまえに、効果があるかどうかを調べる検査は2種類あります（いずれも免疫チェックポイント阻害薬「キイトルーダ」を使用するためのもの）。

ひとつは、非小細胞肺がん[注1]で切除が難しい症例が対象となる検査です。手術や生検で取った組織を調べ、PD－L1が発現しているがん細胞の割合を調べます。割合が基準を超えれば効果が期待できるので薬を使います。

もうひとつは、がんの原因となる「遺伝子の傷」を修復する機能が低下している状態かどうかを調べる検査です。遺伝子修復機能が低下している状態のひとつを「マイクロサテライト不安定性」とよびます。この状態の固形がん[注2]の患者は、修復機能が低下しているために遺伝子の傷がたまっていて、「私の体」とはちがう「異物」の度あいが高くなっています。そのため、免疫を高める免疫チェックポイント阻害薬がよく効くとみられ、投与の対象となります。

注1　肺がんには「小細胞がん」と「非小細胞がん」があり、非小細胞がんが大多数を占めています。非小細胞がんはさらに「腺がん」「扁平上皮がん」「大細胞がん」に分類されます。それぞれがんの性質や治療に対する反応が異なるため、がんの種類をみきわめて治療方針が立てられます。

注2　固形がんは、血液がん以外の臓器や組織でかたまりをつくるがんのことです。

日本がん免疫学会理事長の河上裕・国際医療福祉大教授は「遺伝子に傷が多くあるがんでは、免疫チェックポイント阻害薬の効果が期待できることがわかってきました。しかし、傷が少なかったり、傷があっても、がんがほかのブレーキを使っていたりする場合は、免疫チェックポイント阻害薬が効きにくいがんも少なくありません」と話します。

たとえば、喫煙をしていない若い女性がかかる肺の腺がんは、上皮成長因子受容体（EGFR）やALK遺伝子[注3]の異常のために起こることが多く、そのような場合は、全体的に遺伝子の傷がきわめて少なくなります。そうすると、T細胞ががんを攻撃対象と認識することが難しくなり、免疫チェックポイント阻害薬が効きにくくなるそうです。EGFR遺伝子変異のがんやALK融合遺伝子のがんには、すでに効果の高い分子標的薬が開発されており、そちらがすすめられます。

膵臓がんやスキルス胃がん[注4]も、免疫チェックポイント阻害薬の効果はあがっていません。これらのがんは臓器に線維化した組織をつくり、それらががっちりとがんを取り囲んでおり、薬もT細胞もがん細胞に届きにくい状態になっているのです。

ＥＧＦＲ遺伝子異常があったとしても、遺伝子修復のはたらきに異常があったり、喫煙をかなりしていたりすると、遺伝子の傷が増えていて、免疫チェックポイント阻害薬の効果がある場合があります。大腸がんでも、遺伝子修復機能が落ちているマイクロサテライト不安定性がんではよく効く一方、そうではないと効きにくいというデータがあります。『ＥＧＦＲなどのがん遺伝子に変異があるから免疫チェックポイント阻害薬は使えない』とすぐにあきらめてしまうのではなく、分子標的薬などの効果も確認しながら、免疫チェックポイント阻害薬の特性に応じて、患者さんの状況を総合的に検討して判断するこ

注3　ＡＬＫ（アルク）は、細胞の増殖にかかわるたんぱく質のひとつです。このＡＬＫたんぱく質をつくりだす遺伝子が、ほかの遺伝子と結合した状態で確認されることがあります。ＡＬＫ融合遺伝子から本来は体内にない異常なたんぱく質がつくられると、必要のないときにも細胞が増殖し、がんが発生しやすくなると考えられています。

注4　スキルス胃がんは、胃の壁を硬く厚くさせながら広がっていきます。早期のスキルス胃がんは内視鏡検査でみつけることが難しく、症状が現れてみつかったときにはすでに進行していることが多く、治りにくいがんのひとつです。

とが求められます」と河上さんは話します。

また、免疫チェックポイント阻害薬の治療を受けた患者の1割弱で、がんが急に大きくなって病気が悪化する「ハイパー・プログレッション・ディズィーズ」(Hyper Progressive Disease、HPD)とよばれる現象が起きることがあります。まだ病気が悪化する原因はわかっていませんが、この現象はどのがんの種類でもみられています。治療をきっかけに病気が進行してしまうのは大きな問題です。患者の思わぬ不利益を防ぐためにも、「効く」「効かない」を簡単にチェックできる検査法の開発が必要です。

多様な併用療法によって治療効果を高める

免疫チェックポイント阻害薬で効果があがらないがんは、T細胞のターゲットとなる「遺伝子の傷」がほとんどない場合です。加えて、がんがべつのブレーキをかけて免疫を抑えていることが考えられます。

そこで、ほかの薬や治療法を一緒に使い、免疫チェックポイント阻害薬が効きにくい要因を取り除いたり、より強力にアクセルを踏ませたりする方法を追加する「併用療法」の研究が進んでいます。

たとえば、2018年には、悪性黒色腫と腎細胞がんで、ヤーボイとオプジーボの併用療法が承認されました。肺がんでは、キイトルーダとやはり免疫チェックポイント阻害薬のひとつ「アテゾリズマブ」（商品名テセントリク）と抗がん剤、分子標的薬などとの併用療法も可能になっています。

研究も世界中でさかんに進められており、肝臓がん、腎臓がんなど多くのがんで治験や臨床試験が実施されています。また、T細胞にがん細胞の目印（抗原）を教える樹状細胞の数や、がん免疫を抑える制御性T細胞の数、腸内細菌の種類なども、薬の効き方に関係している可能性があるそうです。

従来は、ほかの治療を実施したあとにしか免疫療法は使えませんでしたが、現在は最初から使えるようになったがんもあります。今後は、より多様な併用療法によって治療効果を望める症例が増えることが期待されます。

河上さんは「がんはさまざまなブレーキを使っていて、CTLA－4やPD－1はそれぞれそのひとつにすぎません。患者さん一人ひとりにあわせた治療法を検討し、免疫チェックポイント阻害薬にプラスアルファすることによって、もっと効果を期待できるようにしたいと考えています」と話しています。

医療機関でもわからないことが多くある

しかし、免疫チェックポイント阻害薬では、これまでの抗がん剤とは異なる副作用が起きる怖れがあります。

この薬は免疫のブレーキを外す仕組みですから、本来ブレーキで抑えられている免疫が自分の体を攻撃するという「自己免疫反応」が、副作用として全身あちこちに起きるのです（図11）。また、患者によって副作用の出方や重さがかなりちがっています。治療直後に起きる場合もありますが、治療後数日もしくは数カ月後に起きることもあります。現状では、どんな人にどんな副作用が起きるのか、予測することが難しいとされます。

なかには、間質性肺炎や心筋炎など、命にかかわるような重い症状がでる人もいます。甲状腺や膵臓など、ホルモンをつくる臓器が自己免疫反応で壊されてしまうと、ホルモンをつくる機能が戻らないこともあります。このため、いちはやく診断し、いちはやく治療することが重要です。

はじめのうちは自己免疫の症状がはっきりせず、自覚症状があまりないことも少なくありません。このため、患者本人だけではなく家族もふくめて「なにかへんだな」と感じることがあれば、はやめに医師に伝えましょう。副作用の治療には、ステロイド剤など免疫反応を抑える免疫抑制剤の投与や、免疫チェックポイント阻害薬を中断することで対応します。

免疫チェックポイント阻害薬は、使われはじめてから、まだあまり時間がたっていません。このため、医療機関でも、この薬についてわからないことがまだまだ多くあることを

図11　免疫チェックポイント阻害薬の副作用

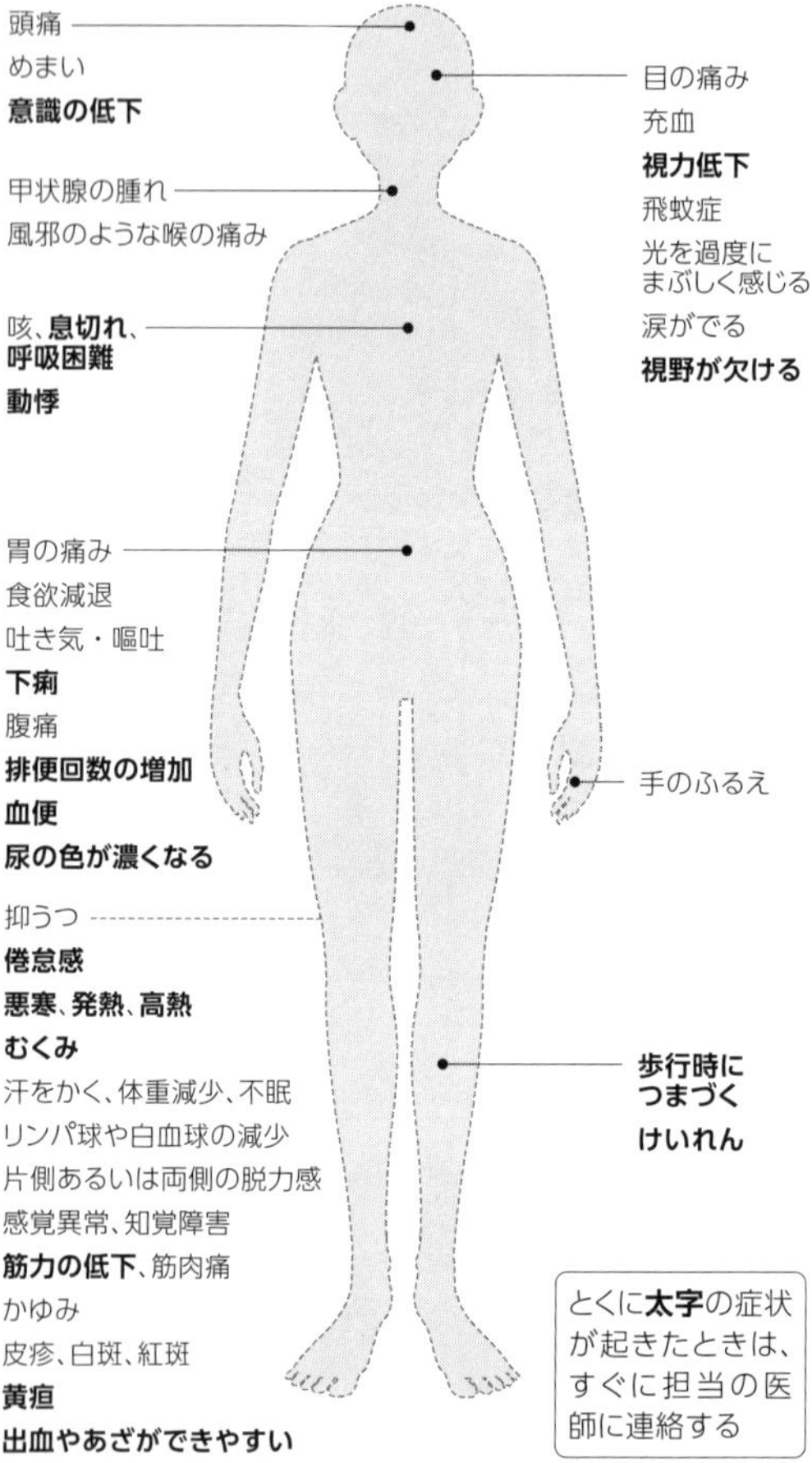

「もっと知ってほしい　がんの免疫療法のこと」
（NPO法人キャンサーネットジャパン）などをもとに作成

知っておくことが大切です。治療を受けるまえには、副作用や対策について十分な説明を受けておくことが必要ですし、副作用は全身におよびますから、さまざまな専門家がチーム医療で対応できる体制が整っている医療機関で治療を受けることが求められます。

高額な薬剤費と「高額療養費制度」

免疫チェックポイント阻害薬は、薬の値段が高いことでも注目を集めました。国内で承認された当時は、大人の肺がん患者が一般的な使い方をすると、薬剤費が年間約3500万円と非常に高額でした。現在は、当初よりも安くなっていますが、それでも年間900万円ほどかかります。

保険診療であれば、自己負担は公的医療保険の種類によって1～3割ですが、それにしても高額です。免疫チェックポイント阻害薬は、「いつまで続けるべきか」（いつやめられるか）ということについて、まだはっきりとしたデータはありません。ですから、治療が長期におよぶ可能性もあります。

がん治療では、分子標的薬にもかなり高額なものがあります。日本には、高額な医療費の負担を軽減するため「高額療養費制度」という仕組みがあり、公的医療保険の加入者はだれでも利用できます。

高額療養費制度は、同じ月内にかかった医療費の自己負担額に上限を設けるものです。上限の金額は所得や年齢によって変わりますが、上限を超えたぶんのお金は戻ってきます。たとえば、69歳以下で年収が370万〜770万円の間の場合、毎月の自己負担額の上限は約8万円になります。また、「多数回該当」という決まりによって、過去1年以内に3回以上の高額療養費の支給を受けている場合は、4回目以降の自己負担額が減り、さらに負担が軽くなります。先ほどの例では、上限が4万4000円に抑えられます。また、同じ公的医療保険に加入している家族の医療費を合算することもでき、上限額を超えれば、そのぶんが戻ってきます。

治療の継続やがん患者の生活を支援する制度は、ほかにもさまざまあります。加入している公的医療保険の窓口や、がん相談支援センターなどに相談してみることをおすすめします。⑤

≪インタビュー≫

がん免疫療法は、免疫チェックポイント阻害薬が登場したことによって急速に発展しています。従来の治療法との組みあわせや、新たな視点からの治療法の開発もさかんです。がん医療の「第4の治療」となった免疫療法に、私たちはどこまで期待してよいのでしょうか。国内のがん免疫療法をリードする河上裕さん⑥に聞きました。

河上裕　日本がん免疫学会理事長、国際医療福祉大医学部免疫学教授

「新しい選択肢が増えて、『あなたにはこれはどうでしょう』と提案することができるのです。このちがいは非常に大きいです。多くの医師は燃えていると思います」

――免疫療法は長く「まゆつば物」とみられてきました。これまでどんな治療があったのでしょうか。

免疫療法のひとつに、治療効果の高い「抗体療法」があり、すでに保険診療になっています。これはマウスでつくられた抗体を使うもので、患者さん自身の免疫を利用する治療法ではありません。

また、特殊な免疫療法では「骨髄移植」(造血幹細胞移植)があります。白血病の患者さんの場合、たとえば姉から妹へ骨髄を移植すると、姉の骨髄にふくまれるT細胞が妹の細胞を異物として認識し、拒絶反応を起こします。これは、ドナー(姉)と患者(妹)のたんぱく質のちがいを免疫が感知するためです。このとき姉のT細胞は、妹の白血病の細胞をやっつけてくれるのですが、妹の体の正常な細胞も攻撃してしまうため、そのバランスを取る工夫が必要です。

一方、一卵性双生児の間で骨髄移植をすると、ふたりの遺伝子が同じなためたんぱく質のちがいが認識できません。したがって、十分に白血病の細胞をやっつけられず、再発するケースが多くなります。また、骨髄移植は効果がたしかな治療ですが、治療が可能ながんは白血病などに限られます。

ほかにも、患者さん自身の免疫を高める免疫療法として、インターフェロンやインターロイキン2（IL-2）を使う方法がありますが、効果や対象となるがんは限定的で、いまはあまり使われていません。自由診療や臨床試験では、「リンパ球療法」「樹状細胞療法」「がんワクチン」などの方法も試されてきました。しかし、いずれも効果が十分には確認できておらず、標準治療とは認められていません。これらはいずれも免疫のアクセルを踏む（補強する）タイプの治療法です。

——従来の免疫療法の発想を変えたのが、免疫チェックポイント阻害薬だったわけですね。

そうです。ノーベル医学生理学賞を受賞したジェームズ・アリソン博士が、T細胞にブレーキをかけるCTLA-4という分子を阻害することによって、がんに対する免疫を高める「免疫チェックポイント阻害」という概念を提唱しました。本庶佑博士は、同じようにはたらくPD－1分子をみつけましたが、こちらのほうが、CTLA－4よりもいろいろながんに横断的に効くことが臨床試験でわかりました。いずれも、これまでにないまったく新しい治療法でした。

――アクセルを踏むだけでは、私たちの体のなかのがんを徹底的にやっつけることはできなかったということでしょうか。

私たちの体には、免疫のブレーキがたくさんあります。免疫が暴走しないように、つねに免疫を正常な状態に保つためです。ところが、がんは、それらのブレーキを悪用していることがわかりました。がんは私たちの免疫ブレーキ機構を使い、免疫から逃れているのです。そのため、アクセルを踏むだけでは免疫を十分にはたらかせることができなかったのです。

――免疫チェックポイント阻害薬とほかの治療法を組みあわせる併用療法の研究がホット

だと聞きました。

一部のコンビネーション（併用療法）は、すでに承認されています。第2相治験で、期待できる結果が得られている臨床試験も少なくありません。ただし、最終段階の第3相の臨床試験になると、従来の治療法との十分なちがいが得られないという例もあります。

第3相治験の結果や承認後の状況もふくめ、新薬の効果を冷静にみていくことが大切です。

――免疫チェックポイント阻害薬は、効く人と効かない人にわかれます。効かない人は、どんな特徴があるのでしょうか？

遺伝子の傷が少ないと、免疫ががん細胞をみわけることは難しいとされます。ですから、一般には遺伝子に多くの傷があるほうがよいと考えられますが、がんを引き起こす「がん遺伝子」に傷が入ると、がんへの免疫を抑える制御性T細胞ががんのまわりに集まるなど、免疫が抑制されやすくなることも知られています。

単純に遺伝子に傷があればいい、というわけではなく、免疫チェックポイント阻害薬にとって「よい傷」と「悪い傷」があるのです。悪い傷をべつの薬でカバーすることによって、免疫チェックポイント阻害薬を効きやすくするという戦略も立てられています。

また、遺伝子のちがいによる免疫の「体質」によっても、効き方がちがうという報告もあります。遺伝子の傷が十分にあるか、免疫の体質はどうか、そして環境要因や生活習慣（たばこや腸内細菌、肥満の有無など）という、さまざまな要素で効き方が変わると考えられます。患者さん一人ひとりの状態によって、治療効果も適切な治療法も異なるのです。

――これだけ次々と新しい薬や治療法が登場すると、治療ガイドラインの改定もたいへんですね。

書籍のガイドラインでは、治療の進展に追いつくことが難しくなっています。最初に悪性黒色腫で免疫チェックポイント阻害薬が承認されたときは、米国では3～4カ月ごとにガイドラインが変わるような状況でした。そんななかでは、最新のデータをつねに勉強している医師が、いちばん頼りになります。患者のみなさんがベストな選択をするためにも、頼りになるよい主治医にかかることは重要です。

——治療の選択肢が増えると、患者がそこからベストのものを選ぶことも難しくなります。

勉強をしている医師が、患者さんの状況、治療効果や副作用の可能性などさまざまことを考慮し、「いまはこういう治療の選択肢がありますが、あなたにはこれがおすすめかもしれません」と提案してくれればよいですね。たんに「こういう治療があります」というだけでは、患者さんは判断できませんので。治療法がどんどん増えているいま、主治医の役割は本当に重要になっています。

——医師のみなさんもたいへんですね。

たいへんではありますが、非常にやりがいのある仕事だと思います。以前は治療法を提示できなかった患者さんにも、いままでは治療を提示できるわけですから。

昔は、肺がんをみていた医師は、進行がんになると治療法を十分に示すことができなくなると話していました。しかしいまは、分子標的薬や免疫チェックポイント阻害薬という新しい選択肢が増えて、患者さんに「あなたにはこれはどうでしょう」と提案することができるのです。このちがいは非常に大きいです。多くの医師は燃えていると思います。

――今後、がん免疫療法は、ほかの3大療法をしのぐものになっていくのでしょうか。

それはまちがった考え方です。がんは患者さんによってちがいが多く、がんが発症するメカニズムも異なります。「集学的治療」といって、さまざまな治療法を組みあわせることで治癒を目指すべきです。あくまでも免疫療法は、手術、化学療法（抗がん剤）、放射線療法と同じ並びにあるものだと考えてほしいのです。免疫療法は万能ではありません。

ただし、最初から免疫療法を使ったほうがよいと思われる患者さんもおられます。最近では、手術前に免疫チェックポイント阻害薬を投与することで、手術後の再発を減らすという研究もされています。免疫の仕組みがもっとわかれば、従来のがん治療法も、より効果的に使えるようになるでしょう。

抗がん剤には、免疫を高めるものも、抑えるものもあります。免疫療法と化学療法をどのように併用すればよいのかについても、患者さんの状態に応じて、どちらを先にするほうがよいのかなどを考えることができます。

――たしかな治療法を確立するためには、なにが必要でしょう。

免疫やがんの特徴は、人種や住む場所によって異なることもあります。そのため、海外の研究データがそのままあてはまらないことも多く、日本で研究を着実に進めることが欠かせません。

日本は国民皆保険なので、臨床試験や治験への関心があまり高いとはいえません。しかし、臨床研究は新しい治療を開発して多くの患者さんを助けるためにはたいへん重要です。自分自身へのメリットはもしかしたら大きくないかもしれませんが、将来のがん患者さんを助けることができるかもしれません。新しい薬をつくるためには、患者さんのご協力が必要なのです。ぜひ臨床試験やそれに続く研究へのご理解をいただければと思います。

① Hodi F. S, O'Day S. J, McDermott D. F, Weber R. W, Sosman J. A et al. New England Journal of Medicine 2010; 363, 711-723

② Leach D. R, Krummel M. F, Allison J. P. Science 1996; 271, 1734-1736

③ Ishida Y, Agata Y, Shibahara K, Honjo T. EMBO Journal 1992; 11, 3887-3895

④ 「もっと知ってほしい　がんの免疫療法のこと　２０１９年版」河上裕・国際医療福祉大教授、北野滋久・国立がん研究センター中央病院医師監修（https://www.cancernet.jp/wp-content/uploads/2016/02/w_meneki190510.pdf）

⑤ 国立がん研究センターがん情報サービス「お金と生活の支援」（https://ganjoho.jp/public/support/backup/index.html）、同「働く世代の方へ」（https://ganjoho.jp/public/support/work/index.html）

⑥ 河上裕（かわかみ・ゆたか）さんは総合内科専門医で、がん免疫のエキスパート。慶應義塾大医学部を卒業後、米南フロリダ大、米カリフォルニア工科大、米国立がん研究所に留学。慶應義塾大医学部先端医科学研究所長・教授、医学研究科委員長などを歴任した。２０１５年から日本がん免疫学会理事長を務める。２０１９年から国際医療福祉大学医学部長・免疫学教授

第6章
人工的につくったCAR－T細胞の高い攻撃力

第6章は、医師たちが「驚異的な効果だ」と口をそろえる「CAR－T（カーティー）細胞療法」がテーマです。

これまで紹介してきたように、がんを攻撃する免疫の中心で活躍するのがT細胞です。「CAR－T細胞」とは、がんをみつけて攻撃しやすいように人工的につくり替えたT細胞のことです。CAR－T細胞は、患者の体のなかにあるがんを瞬時にみつけ、一気に攻撃をしかけます。さらに体内で増殖して、がん細胞を一斉攻撃するのです。

このCAR－T細胞がどのようにつくられ、医師を驚かせた効果とはどのようなものなのか、どんながんに効くのか――を紹介しましょう。

人工的にパワーアップされたT細胞

がんは遺伝子への傷が積み重なって発症します。遺伝子への傷が多いと、T細胞ががんをみつけたり、破壊したりしやすくなります。一方で、がんは攻撃から逃れるために、さまざまな方法を使ってT細胞にブレーキをかけます。このため、「T細胞にかけられたブレーキを外す」免疫チェックポイント阻害薬を使えば、T細胞が活動を再開し、遺伝子の傷が多いがん細胞の存在に気づいて攻撃をはじめるので、治療効果を期待できるのだと考えられます。

しかし、がんによっては、もとから遺伝子の傷が少なくて、T細胞ががんをみつけにくく、攻撃が難しいものがあります。これでは、免疫チェックポイント阻害薬でブレーキを外しても効果があがりません。がんにはたくさんの種類がありますが、白血病などの血液がんは遺伝子の傷が少なく、手ごわいがんのひとつだといえます（表３）。

表3　遺伝子の傷が多いがんと少ないがん

＊同じがんでも傷の多さに幅があるものもある
[傷が多いがん] 悪性黒色腫 扁平上皮肺がん 肺腺がん 膀胱がん 小細胞肺がん 食道がん 結腸・直腸がん 子宮頸がん 頭頸部がん 胃がん
[傷が少ないがん] 星細胞腫（脳腫瘍のひとつ） 急性リンパ性白血病 髄芽腫（脳腫瘍のひとつ） 急性骨髄性白血病 甲状腺がん 慢性リンパ性白血病 神経芽細胞腫 膠芽腫（脳腫瘍のひとつ） 膵臓がん 乳がん 神経膠腫 B細胞リンパ腫

保仙直毅・大阪大教授の資料をもとに作成

では、そのようながんに対して、私たちはなにもできないのでしょうか。それに回答を示してくれたのが、ＣＡＲ－Ｔ細胞療法です。ＣＡＲ－Ｔ細胞とは、がんを認識しやすくするようにしたＴ細胞です。Ｔ細胞に「これががんだよ」と教える仕掛けを加え、がんを攻撃しやすくします。

一部の血液がんの治療薬として2017年に米国で実用化され、日本でも2019年から使えるようになりました。これまで治療が難しく、命を救うことが難しかったがん患者が、CAR－T細胞療法によってがんが消えて、長生きできるようになったのです。これまで「アクセル」を踏む免疫療法のうち、体外で免疫細胞を増やしたり、強そうな免疫細胞を選んだりして投与する方法は、あまり成果がでていませんでしたから、医師たちはCAR－T細胞の効果を「驚異的」と表現するのです。

免疫チェックポイント阻害薬では効果があがらない

そもそもT細胞は、がん細胞をどのようにみつけているのでしょうか。

T細胞は「私の体以外のもの」を排除する役割を担っています。誤って「私の体」を攻撃しないように、「これは私の体以外のものである」と確認するためのセンサー「T細胞受容体」をもち、そのセンサーを使って相手を攻撃するべきかどうか決めています。センサーには、たとえば新型コロナウイルスに対するもの、インフルエンザウイルスに対するもの、水ぼうそうに対するものなどさまざまあり、それぞれちがうセンサーをもつT細胞が体内をめぐっています。

センサーがチェックしているのは、相手の細胞の表面に示された細胞の特徴を表す「かけら」です。もし新型コロナウイルスに感染していれば、ウイルスのたんぱく質の断片が示されていて、T細胞に「新型コロナウイルスに感染している細胞だよ」と伝えます。

この「かけら」を目印に、新型コロナウイルスに対するセンサーをもつT細胞がやってきて、「これは私の体以外のものだから壊さなければならない」と認識し、感染した細胞を破壊します。

がん細胞の場合は、どうでしょうか。

がん細胞の遺伝子は傷がつき、遺伝子変異を起こして、「私の体」の遺伝情報とはちがうものになってしまっています。がん細胞は、この「私の体」とはちがう遺伝情報の「か

図12　T細胞は遺伝子の傷が少ないとがんを見つけにくい

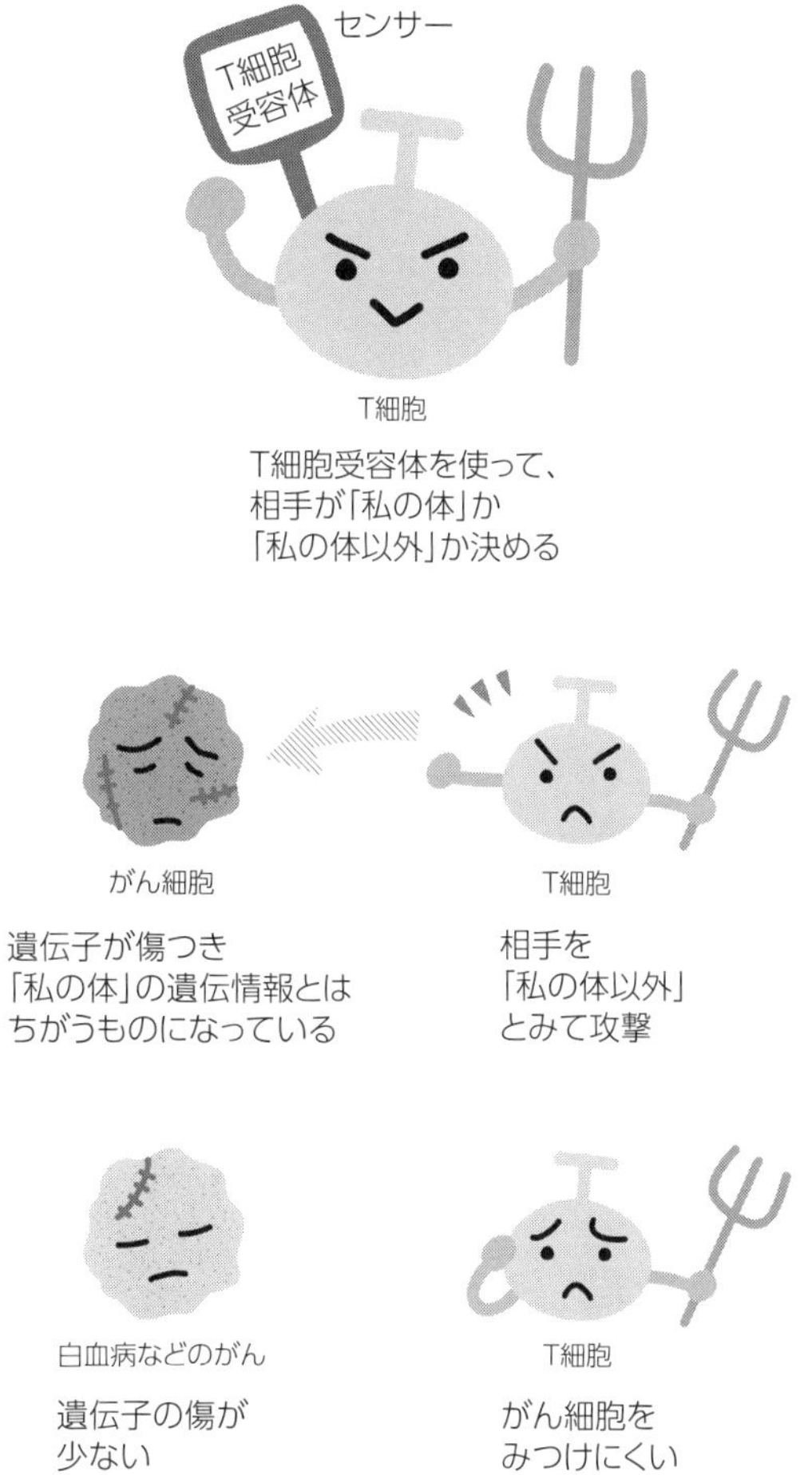
センサー
T細胞受容体
T細胞
T細胞受容体を使って、
相手が「私の体」か
「私の体以外」か決める
がん細胞
遺伝子が傷つき
「私の体」の遺伝情報とは
ちがうものになっている
T細胞
相手を
「私の体以外」
とみて攻撃
白血病などのがん
遺伝子の傷が
少ない
T細胞
がん細胞を
みつけにくい

けら」を表面に示しています。そこへ「私の体」とちがう遺伝情報をみつけるセンサーをもつＴ細胞がやってきて攻撃するのです。

このとき、遺伝子変異がたくさんあれば、多くの「かけら」が示され、Ｔ細胞はがんをみつけやすくなります。しかし、前述したように、白血病などのがんでは遺伝子変異が非常に少なく、示されるかけらが少なくなるため、攻撃に駆けつけるＴ細胞がわずかになってしまっています。すると、たとえ免疫チェックポイント阻害薬を使い、Ｔ細胞にかかっているブレーキを外したとしても、十分にがんを叩くことができないのです（図12）。

抗原認識部位と共刺激分子を組みあわせた人工細胞

そこで考えられたのが、ＣＡＲ－Ｔ細胞療法です。Ｔ細胞を改変して、目的のがんを強制的に認識できる新たなセンサーをつくり、人工的にパワーアップさせたものがＣＡＲ－Ｔ細胞です。

新しいセンサーをつくるときに大切な役割を担うのが「抗体」です。抗体は、特定の「抗原」に対して非常に強く結びつきます。T細胞にがんを強制認識させるには、まず目的のがんの表面にある抗原を探しだし、次にそれにぴったりあう抗体をつくります。

CAR-T細胞療法でもうひとつ大切なものが「共刺激分子」とよばれる物質です。抗体を使ってがん細胞の抗原に結びついたとしても、それだけではT細胞の攻撃力はすぐに弱ってしまいます。しかし、そこに共刺激分子が存在するとT細胞はどんどん増え、攻撃を続けることが可能になります。

「抗原にくっつくこと」と「共刺激分子があること」というふたつのスイッチが入ることで、がんへの攻撃力が存分に発揮されるのです。

CAR-T細胞では、「抗体の抗原にくっつく部分」（抗原認識部位）と「共刺激分子」を人工的に組みあわせて、もともとあるT細胞受容体に替わる新たなセンサーをつくり、T細胞へ入れることにしました。ひとつの個体に複数の遺伝子が入り混じった生物を「キメラ」とよぶことから、このセンサーは「キメラ抗原受容体」（CAR）と名づけられ、「CAR をとりつけたT細胞」という意味で、できあがった細胞は「CAR－T細胞」と命名されました（図13）。

CAR－T細胞のつくり方は、まず患者から血液を採り、そこにふくまれるT細胞にCARを導入し、できたCAR－T細胞を培養して増やし、それを患者へ戻します。この治療は1回ですみます。

「がんから解放されて8年！」と書かれたメッセージボード

現在、臨床で使われているCAR－T細胞は、血液中を流れるB細胞のがんをターゲットにしています。B細胞には必ず「CD19」という抗原があり、これはB細胞特有の目印です。そこで、CD19抗原にくっつく抗体をもとに、B細胞専用のCAR－T細胞がつくられました。

図13　CAR-T細胞の作製法

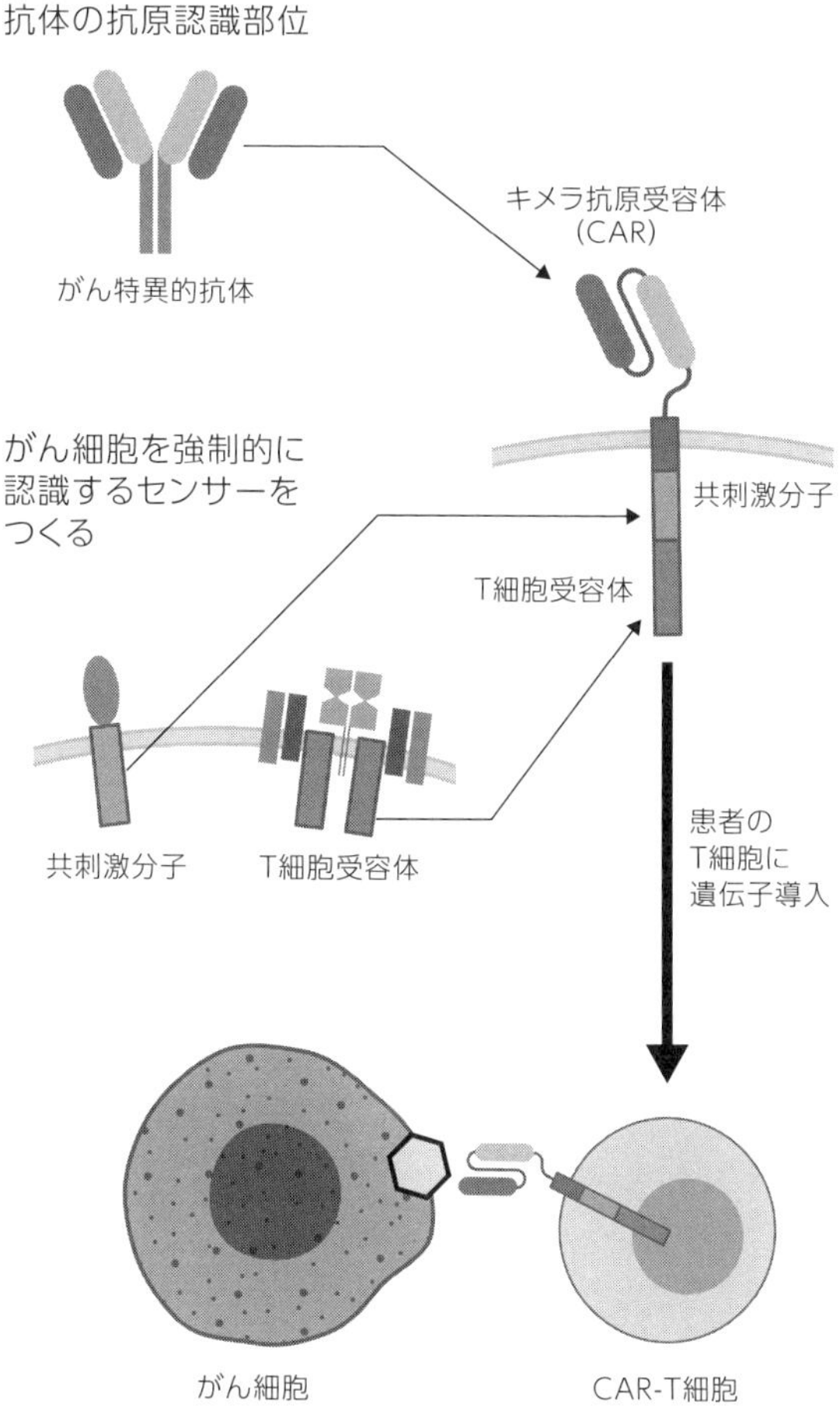

その治療効果は驚くべきものでした。2007年以降、米国を中心に臨床試験が実施されると、これまで治療法がなかった血液がんの患者たちに劇的な効果が確認されたのです。

なかでも有名なのが、米ペンシルベニア大で治療を受けたエミリー・ホワイトヘッドさんです。エミリーさんは急性リンパ性白血病を患い、抗がん剤も効かず、骨髄移植もできなくなっていました。あとは死を待つしかない状態であったにもかかわらず、2012年、7歳のときにCAR‐T細胞療法を受けると、がんがみちがえるように消えたのです。

エミリーさんは2020年5月、「がんから解放されて8年!」と書かれたメッセージボードを手にした写真をツイッターにアップしています。①2014年には、ペンシルベニア大などの研究チームが実施した急性リンパ性白血病患者への臨床試験で、約7割が長期生存したという信じられないような好結果も発表されました。②

2019年に日本で承認された「キムリア」は、B細胞のがんが対象のCAR‐T細胞療法の薬です。キムリアの治療対象は現在、白血病のひとつの「B細胞性急性リンパ性白血病」(25歳以下)と悪性リンパ腫のひとつの「びまん性大細胞型B細胞リンパ腫」の2種類です。

これらの治験でも、生存率の大幅な改善がみられました。従来の治療では治せなかった患者、すなわちもう死を待つしかない患者を対象にした治験において、白血病では5割近く、リンパ腫では4割近くに長期生存がみられました。

もしこの治療をしなければ全員が死ぬことになる、という覚悟

CAR－T細胞の研究は1980年代にはじまりました。

イスラエルのワイツマン研究所のジーリグ・エシュハー博士は、T細胞がより正確に「敵」であるがんを認識できるようにするため、がんの抗原に強力にくっつく抗体のパーツをつくり、T細胞受容体に加える方法を考えました。また、藤田保健衛生大(現・藤田医科大)の黒澤良和博士たちが1987年に発表した「免疫グロブリン[注1]とT細胞受容

体でつくったキメラ受容体」も原型のひとつとされます。[3]

しかし、それだけではがんを十分に攻撃する力はありませんでした。抗原認識部位をＴ細胞へ導入していただけだったためです。

そこへ、攻撃を加速する共刺激分子をプラスするというアイデアが加わり、研究は大きく前進しました。２００７年、この方法でＢ細胞のがんをターゲットにした臨床試験をはじめたのが、米スローンケタリング記念がんセンターの免疫学者、ミシェル・サダレイン博士です。サダレイン博士は、Ｔ細胞の遺伝子を改変する技術を確立し、ＣＡＲに共刺激分子を加えることを考案しました。

ところが、最初の臨床試験では、参加する患者を集めるのに苦労したそうです。人工的に改変したＴ細胞を患者の体に戻すことに、主治医たちが反発したためでした。

サダレイン博士自身も「この治療法はサイエンス・フィクションのような印象をもたれるかもしれません。私も『クレイジーな考えでは』と自分自身に問い続けています」と話していますⓘ④。当時は、それだけ挑戦的な治療だったのです。

サダレイン博士と交流のある保仙直毅・大阪大教授（血液・腫瘍内科学）は「サダレインさんから『もしこの治療をしなければ全員が死ぬことになる。治療をすれば長生きできる人がでてくる。ひとりも死なせられないという考えがなければ、このような治療はできない』といわれたことを思いだします。サダレインさんが覚悟をもって、この治療法の道を切り拓いたことはまちがいありません」と話します。

最初の臨床試験の結果は、2011年に発表されました⑤。難治性の慢性リンパ性白血病と、再発してほかの治療法がない急性リンパ性白血病の患者9人へ、CAR－T細胞が投与されました。すると、投与したCAR－T細胞ががんへ集積していることが確認できたほか、3人には一定の効果がありました。その後、さまざまな施設へ臨床試験が広

注1　体内に細菌やウイルスなど病原体が侵入してきたとき、それらにくっついて機能をとめるためにつくられる抗体のことを、一般に「免疫グロブリン」とよびます。

がり、画期的な成果の発表が相次ぐことになりました。

サイトカイン放出症候群という副作用

CAR－T細胞療法の実用化に力を尽くしたもうひとりが、ペンシルベニア大のカール・ジューン教授です。ジューン教授は1990年代、HIV（ヒト免疫不全ウイルス）研究を通じ、CARを使うようになりました。妻を卵巣がんで亡くしたジューン教授ががん研究に打ち込み、CAR技術を使ったがん治療の実現を目標に据えたのは2001年のことでした。

ジューン教授は、2010年にB細胞のがんの患者への臨床研究を開始します。「がんから解放されて8年！」とツイッターにあげたエミリーさんも、ジューン教授たちのチームの患者です。みごとにがんが消えたエミリーさんは、CAR－T細胞療法のシンボル的な存在になり、ジューン教授たちが開発したCAR－T細胞は、キムリアとして世界ではじめて承認されました[⑥]。

しかし、CAR－T細胞療法が実用化されるまでには、臨床試験の治療後に不幸にも命を落とす患者が相次ぎました。これはおもに、「サイトカイン放出症候群」（サイトカインリリースシンドローム）とよばれる副作用が原因です。

初期の臨床試験では、3分の1近い患者が重い副作用に見舞われました。CAR－T細胞が体内に入り、免疫が活発になりすぎることによって、正常な自分の組織への攻撃が起こってしまったのです。これによって、高熱や筋肉痛、呼吸障害、低血圧、腎障害など全身に症状が広がります。しかしすぐに、炎症を引き起こす「インターロイキン6」（IL－6）という物質を抑える薬「トシリズマブ」（商品名アクテムラ）に効果があるとわかりました。

免疫が活発になった患者の体内では、免疫細胞のマクロファージなどの活動度があがります。IL－6はマクロファージなどによってつくられ、この過剰な分泌が副作用を引き起こします。IL－6は免疫を調整する物質「サイトカイン」の一種で、過剰に分泌されると炎症を引き起こします。アクテムラはＩＬ－６というサイトカインが過剰にはたらいている状態（サイトカイン放出症候群）を抑える「抗ＩＬ－６抗体」薬なので、症状を抑えるのにぴったりだったのです。

ＩＬ－６のはたらきを抑えてもＴ細胞には影響がないため、がんへの攻撃が弱まることはありません。副作用を抑える効果的な薬がみつかったことが、ＣＡＲ－Ｔ細胞療法の実用化を大きくあと押ししたといえます。

ただし、ＣＡＲ－Ｔ細胞療法は「人工物」を投与する治療ですから、長期にわたって患者の状態をフォローすることが求められます。

また、いったん体内のがんが消える「寛解」とよばれる状態になっても、がんが再発してしまう人がいます。理由は、ＣＡＲ－Ｔ細胞の活動が患者の体内で弱まってしまうことと、がん細胞の表面にあったＣＤ19抗原が消えてしまうことが考えられます。それぞれ、ＣＡＲ－Ｔ細胞が疲れてしまわないようにするにはどうしたらいいか、ＣＤ19以外の抗原をターゲットにできないか、などの対策が研究されています。

CAR－T細胞療法以外にも、T細胞に遺伝子改変をほどこし、パワーアップする治療法に「TCR－T細胞療法」があります。これは、がんを認識して戦うモードに入ったT細胞のセンサー「T細胞受容体」（TCR）の遺伝子を、患者から採取したT細胞へ導入し、患者に投与する治療法です。

患者の体のなかで戦闘モードのT細胞を育てるのではなく、すでに「がんとの戦い方を知っている」T細胞を体外でつくり、即戦力として送り込む作戦です。これまでに、悪性黒色腫や肉腫に対する臨床試験が実施されていて、効果も確認されています。

CAR－T細胞は、がん細胞表面にでている抗原しか認識できませんが、TCR－T細胞は細胞内部の特徴も認識できる可能性があります。一方で、TCR－T細胞はすでにがんになっている患者の遺伝子をもとにつくっているため、特定のがんを攻撃するために人工的につくったCAR－T細胞よりも限定的な効果になる可能性が指摘されています。

一部の血液がんでここまで劇的な成果があることがわかったCAR－T細胞療法ですから、当然ながら、ほかのがんへも応用ができないか、期待が高まっています。

ほかのがんで実用化するには、重要な課題があります。まず、CAR－T細胞の抗体が結びつく「対象となるがんに特有の抗原」をみつけなければなりません。もし、正常細胞の表面にも同じ抗原があった場合は、そこにもCAR－T細胞がくっついて攻撃してしまうからです。


キムリアなど、すでに承認されている薬は、例外的なものでした。

キムリアのターゲットはCD19抗原ですが、この抗原はB細胞の表面だけにあります。ただし、がんになったB細胞だけではなく、正常なB細胞もCD19をもっています。キムリアを投与すると、がんになったB細胞も正常なB細胞も攻撃されます。

ふつうならたいへんなことですが、B細胞の場合は、攻撃されて消えてしまっても大丈夫です。B細胞の役割は「免疫グロブリン」という抗体をつくりだして、ウイルスなどに感染したときに対抗することです。この免疫グロブリンは、いまは薬で補充することが可能なのです。このため、CAR－T細胞がB細胞をすべて殺しても、患者は薬を使えば健康状態を維持できます。

1万個の抗体から決定的な1個をみつける

世界中の研究者や製薬企業は、さまざまながんに特有のターゲットを探す研究を進めています。血液がんについては、具体的な動きがみえてきました。ひとつは多発性骨髄腫への応用です。

大阪大の保仙さんたちの研究チームは、多発性骨髄腫のがん細胞に特有のターゲットを発見し、CAR－T細胞療法のマウスを使った実験で、がん治療の効果があることを明らかにしました。⑦

保仙さんが着目したのは、このがん細胞の表面にあるたんぱく質「インテグリンβ（ベータ）7」です。これは、細胞がほかの細胞と接着するときなどに使うものですが、正常

図14　多発性骨髄腫に対するCAR-T細胞療法の一例

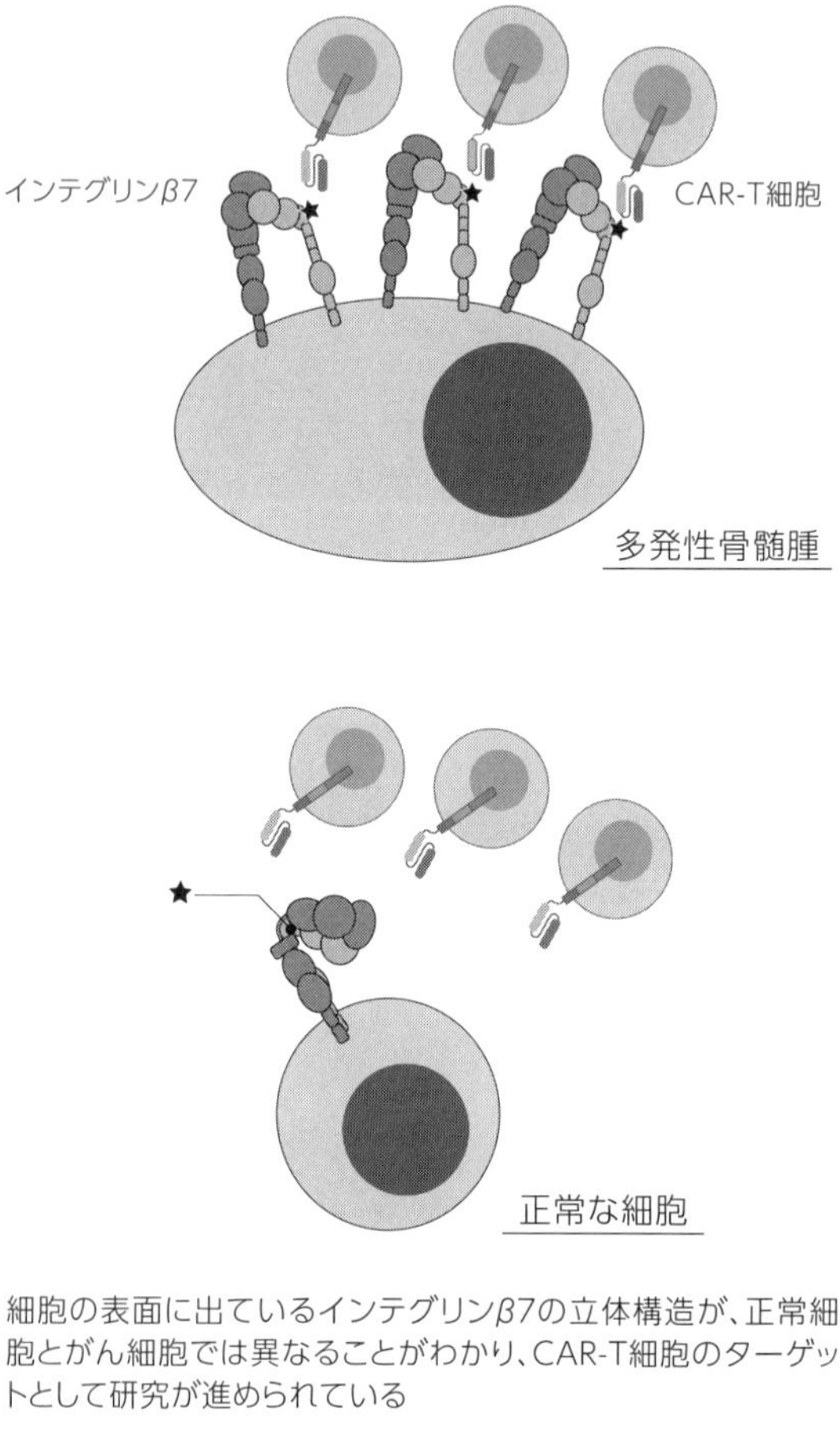

細胞の表面に出ているインテグリンβ7の立体構造が、正常細胞とがん細胞では異なることがわかり、CAR-T細胞のターゲットとして研究が進められている

提供：保仙直毅・大阪大教授

細胞の表面にあるものと、がん細胞の表面にあるものとでは形がちがうことを突きとめたのです（図14）。

保仙さんは「多発性骨髄腫のがん細胞にはあって、正常細胞にはないものを探すのは、非常にたいへんでした。がん抗原研究の歴史は古く、遺伝情報を網羅的に調べる次世代シーケンサー注2を使っても簡単にみつけられるものではありません。そこで、遺伝子配列が同じでも、活性化したときやリン酸化したときに形が変わるものがあるはずだと考え、3年以上かけて探しました」と振り返ります。

保仙さんは、そのために抗体を1万個以上つくったといいます。そして多発性骨髄腫のがん細胞にはくっついて、正常細胞にはくっつかないものを地道にコツコツと調べていきました。その結果、決定的な1個がみつかったのです。

注2　人のＤＮＡに書き込まれた遺伝情報を、非常にはやく自動で解読する装置。１９９０年にはじまった人の全遺伝情報を解読する「ヒトゲノム計画」は13年の年月と、３０００億円の費用がかかりましたが、現在は1日、10万円でできるほど手軽に調べられるようになっています。

その1個は、インテグリンβ7に結びついていました。「次世代シーケンサーでみると、インテグリンβ7はがん細胞にも正常細胞にも『ある』という結果になりますが、3次元でみると形が変わっていて、がん細胞の表面にあるインテグリンβ7にくっつく抗体は、正常細胞にはくっつかないことがわかりました」と保仙さんは説明します。近く、この抗体を使ったCAR-T細胞療法の臨床試験がはじまる計画です。

多発性骨髄腫にかんしては、「B細胞成熟抗原」[注3]（BCMA）をターゲットにしたCAR-T細胞療法も臨床試験に進み、効果が確認されています。ただし、効果の持続期間が短く、再発が多いという問題があります。ほかの抗原に対するCAR-T細胞療法の開発も世界中で競われています。

保仙さんは「多発性骨髄腫の薬はいまも多くありますが、どれも病気を完全に治すものではなく、うまく病気とつきあい続けるものです。しかし、CAR-T細胞療法であれば、がんを消し去り、治せる可能性があります。そこは非常に大きなちがいです」と話します。

固形がんへの応用研究が進む

いま難航しているのが、臓器にできる固形がん（肺がんや胃がんなど）への応用です。血液がんは、患者に投与したCAR-T細胞が、血管のなかで比較的かんたんにがん細胞とであうことができるため、治療しやすいメリットがあります。CAR-T細胞の明確なターゲットも複数みつかっています。だから、効果が確認され、実用化できているといえます。

それに対して、固形がんでは、血管を流れるCAR-T細胞が効率よく、がんのある場所までたどりつくことができません。さらによいターゲット（抗原）もみつかっていません。

注3　B細胞成熟抗原（BCMA）は、成熟したB細胞の表面にでているたんぱく質です。多発性骨髄腫など血液がんの患者のB細胞に多く発現しています。

固形がんに対する臨床試験はいくつも実施されていますが、がんに高い頻度で存在するターゲットがみつかっても、正常細胞にもわずかに同じ抗原が発現していて、重い副作用がでてしまったという例が続きました。また、固形がんは、がんが免疫から逃げる仕組みをいくつも使っていて、免疫を強めるのが難しいという特徴もあります。

これらの関門を克服できれば、固形がんでのCAR－T細胞療法も現実味がでてくるはずです。

そのための研究は一歩ずつ前進しています。

山口大の玉田耕治教授たちのグループは、次世代のCAR－T細胞である「Prime CAR－T細胞」の開発に取り組んでいます。玉田さんたちは「固形がんにはCAR－T細胞が集まりにくい」という問題を解決するために、がんのまわりの免疫環境をコントロールできる機能を、CAR－T細胞に加えることを考えました。そして、「インターロイキン7」（IL－7）というサイトカイン（免疫細胞を増やす）と、「CCL19」というケモカイン（免疫細胞をがんに集める）を同時につくりだすCAR－T細胞を開発しました。

ＩＬ－７やＣＣＬ19は、「リンパ節で免疫細胞が集まる環境」をつくるときに中心的な役割をはたしています。これらを、がんのそばで再現することによって、リンパ節と同じような環境にしようというのです。

うまくいけば、ＣＡＲ－Ｔ細胞だけではなく、患者自身の免疫細胞もがんによびよせることができると考えられます。

マウスの実験では、肺がん、膵臓がん、悪性黒色腫で治療効果が確認されました[8]。詳しく調べると、がんの内部へＴ細胞や樹状細胞が入り込んで、がんを攻撃していることがわかりました。さらに、効果が長期にわたって続くこともわかったのです。

玉田さんたちは、遺伝情報を自在に書き換えるゲノム編集技術を使って、治療時の副作用を抑える研究にも取り組むなど、この治療法の実用化を目指しています。

青虫の酵素でCAR－T細胞を安くはやくつくる

高い効果で注目されるCAR－T細胞治療ですが、大きな問題もあります。治療費の高さです。

日本では、1回の治療費が3349万円もかかります。[注4] これには、これまでに投じられた研究費がかなり高額になっていて、対象の患者が少ないことが背景にあります。

さらに、日本でこの治療を受けるには、いくつかのステップを経て、患者一人ひとりのためにオーダーメイドで薬をつくることになるので、非常に手間がかかります（表4）。複雑な製造過程は、血液を採取してから投与まで2カ月程度かかるという時間の問題にもつながっています。そこで、CAR－T細胞をより安く、よりはやく患者へ届けるための研究がされています。

これまでの多くの研究では、T細胞へCARを導入する際、ウイルスを使ってCAR遺伝子を送り込んでいました。しかし、ウイルスを使う場合は、外に漏れたり人に感染したりしないように設備を整える必要があり、費用も手間もかかりました。

そこで、中沢洋三・信州大教授は、ウイルスに代わって環状のDNA（プラスミド）を「乗り物」に使う作成方法を開発しました。ただし、これだけではCAR遺伝子がT

表4　CAR-T細胞療法はオーダーメイド

病院で血液を採取

↓

病院内でT細胞を分離して
凍結保存

↓

それを米ニュージャージー州
にあるノバルティスファーマ
（本社スイス）の施設へ送る

↓

そこでT細胞に
「CAR」を導入して
キムリアを製造

↓

日本の病院へ送り届ける

↓

患者に投与する

注4　高額療養費制度が使えます。詳しくは第5章で説明しています。

細胞のなかにとどまり続けることができないため、青虫（イラクサギンウワバの幼虫）の酵素も一緒にT細胞に送り込むことにしました。

酵素は、CAR遺伝子をT細胞の特定の遺伝子配列の場所に組み込んでくれます。この方法でつくったCAR－T細胞は、ウイルスを使ってつくった場合より、いわば若くて未熟なタイプになり、増殖能力が高まることがマウスの実験でわかりました。これによってCAR－T細胞の攻撃力が長もちする可能性があります。

中沢さんらはまもなく、急性骨髄性白血病と若年性骨髄単球性白血病を対象にした医師主導治験を開始する予定です。固形がんのひとつである骨肉腫への、医師主導治験も計画しています。

中沢さんは「ウイルスを使うよりも、遺伝子導入操作や設備がかんたんですみ、国内でつくることができるため、費用が安く抑えられると期待されます。固形がんでは攻撃力が十分に続かず、効果があがりにくいと考えられてきましたが、私たちの方法でつくった

ＣＡＲ－Ｔ細胞は、従来の方法でつくったものよりも効果が持続する可能性があります。臨床応用を目指して、研究を進めています」と話します。

ｉＰＳ細胞を使い、即戦力となる若いＴ細胞を大量培養

患者ひとりのためのオーダーメイドではなく、他人の細胞からＣＡＲ－Ｔ細胞をつくる方法も検討されています。他人の細胞を使うと拒絶反応が起きる怖れがありますが、拒絶反応につながる遺伝子をゲノム編集技術で取り除こうというのです。

また、ｉＰＳ細胞（人工多能性幹細胞）を使う取り組みも進んでいます。京都大ｉＰＳ細胞研究所は２０２０年6月、武田薬品工業（東京都中央区）の臨床試験用に、ｉＰＳ細胞からつくるＣＡＲ－Ｔ細胞の製造を受託したと発表しました。拒絶反応が起きにくいｉＰＳ細胞を事前につくって保管している「ｉＰＳ細胞ストック」の細胞を使えば、多くの日本人が利用できる、拒絶反応の心配をしなくてよいＴ細胞をつくることができます。

それをもとに、ＣＡＲ－Ｔ細胞を大量に生産、貯蔵しておけば、必要なときに素ばや

く供給することができます。

京都大では、がんを認識して戦うモードに入った患者のＴ細胞からｉＰＳ細胞をつくり、そのｉＰＳ細胞からＴ細胞をつくることで、あらかじめがんを認識した、即戦力となる、若いＴ細胞を大量に培養する研究にも取り組んでいます。がん免疫療法の領域でもｉＰＳ細胞への注目が高まりそうです。

① エミリー・ホワイトヘッドさんのツイッター（https://twitter.com/EWhiteheadFdn）
② Maude SL, June CH, Porter DL, et al. New England Journal of Medicine 2014; 371, 1507-1517.
③ Kuwana Y, Kurosawa Y, et al. Biochemical and Biophysical Research Communications 1987; 149, 960-968.
④ 「自己T細胞移入療法でがん患者の生存期間が延長」（Nature ダイジェスト Vol. 12 No. 3. 2015. 150310）
⑤ Brentjens R. J, Riviere I, Sadelain M, et al. Blood 2011; 118, 4817-4828.
⑥ 『がん免疫療法の誕生　科学者25人の物語』（ニール・キャナヴァン著、河本宏監訳）
⑦ Hosen N, Takagi J, Kumanogoh A, et al. Nature Medicine 2017; 23,1436-1443.
⑧ Adachi K, Tamada K, et al. Nature biotechnology 2018; 36, 346-351.

第7章
がん細胞で爆発的に増える腫瘍溶解性ウイルス

「ウイルス」というと、いまはパンデミック（世界的流行）を起こした新型コロナウイルスを思い浮かべる人がほとんどでしょう。たしかに、人に病気をもたらし、社会活動をとめてしまうウイルスは厄介者でしかないように思えます。ところが、人の役に立つウイルスも存在するのです。

第7章では、そのひとつである「腫瘍溶解性ウイルス」とよばれるがんを治療するためのウイルスを紹介します。国内では、まだ承認された腫瘍溶解性ウイルスはありませんが、米国で2015年にはじめて承認されています。

ソフトクリームが溶けていくようにがん細胞を壊す

ウイルスは細菌よりもはるかに小さく、生きた細胞（宿主）のなかでしか増殖できません。細胞に感染して侵入すると、そこでウイルス自身の設計図であるＤＮＡやＲＮＡを放出し、細胞を乗っ取って新しいウイルスを次々と増やします。こうしてできた新しいウイルスが細胞の外へ広がり、ほかの細胞にも感染して増殖を繰り返すことになります。

腫瘍溶解性ウイルスは、この仕組みを利用したがんの新たな「薬」です。

腫瘍溶解性ウイルスは、正常細胞では増殖せず、がん細胞に感染したときだけ爆発的に増えるというのが大きな特徴です。このウイルスに感染し、細胞内でウイルスが増殖したがん細胞は、最終的にソフトクリームが溶けていくように変形して破壊されます。これが「溶解」とよばれる理由です。

壊れた細胞からウイルスは周囲へ広がり、次々とがん細胞に感染して壊していきます。

図15　腫瘍溶解性ウイルスの仕組み

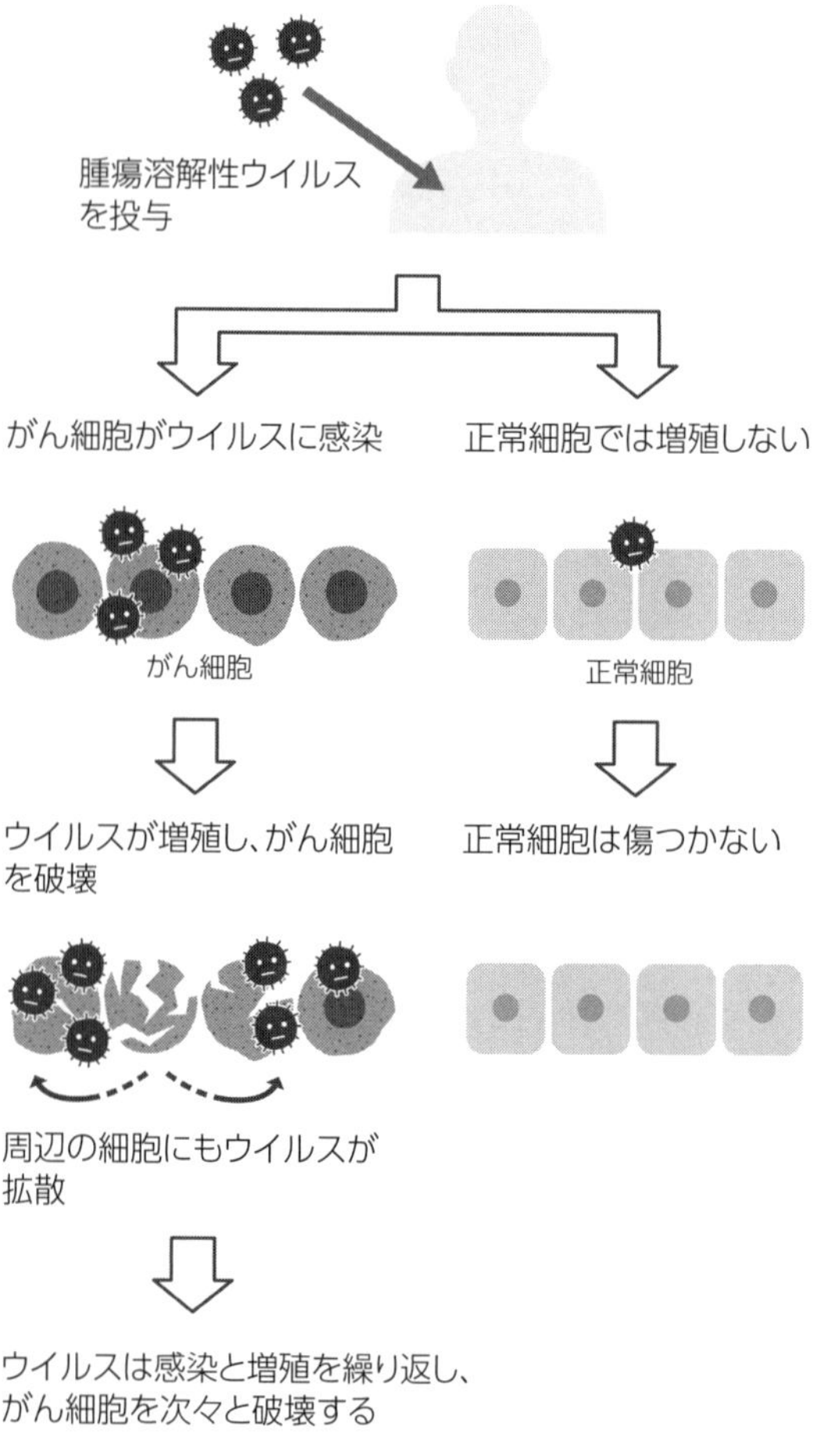
腫瘍溶解性ウイルス
を投与
がん細胞がウイルスに感染
正常細胞では増殖しない
がん細胞
正常細胞
ウイルスが増殖し、がん細胞
を破壊
正常細胞は傷つかない
周辺の細胞にもウイルスが
拡散
ウイルスは感染と増殖を繰り返し、
がん細胞を次々と破壊する

正常細胞は感染したとしても、そこではウイルスは増殖しないため、やがて患者の免疫によってウイルスとともに排除され、体内の正常な組織はウイルスの攻撃から守られます(図15)。

さらに、腫瘍溶解性ウイルスは、がん細胞を直接叩くことに加えて、がん細胞の目印（抗原）を体内の免疫細胞に教えることができます。このため、患者自らの免疫機能を高めて、がん細胞への攻撃力をアップする効果も期待できるとされています。

腫瘍溶解性ウイルスのもとになるウイルスは、一般的な風邪を起こす「アデノウイルス」や、口唇ヘルペスの原因となる「単純ヘルペスウイルス」、「麻疹（はしか）ウイルス」などさまざまなものが研究されています。米国では2015年、単純ヘルペスウイルスを使った、「悪性黒色腫」の治療のための腫瘍溶解性ウイルスがはじめて承認されました。腫瘍溶解性ウイルスは日本国内でも承認に向けた研究が進められています。

ウイルスに感染したがん細胞が、ソフトクリームが溶けるように壊れるのは、がん細胞のなかで「せめぎあい」が起きているためではないかと考えられます。

正常細胞の場合は、ウイルスに感染すると、ウイルスを周囲へばらまかないようにするために、自らを死に誘導する「アポトーシス」(細胞死)という仕組みがはたらきます。体内に問題が広がらないように、感染した細胞がいわば自殺をするのです。

しかし、がん細胞は無限に増殖するという特徴があるため、アポトーシスの機能が失われています。では、ウイルスに感染してしまったがん細胞はどうなるのでしょうか。腫瘍溶解性ウイルスに感染したがん細胞は、ウイルスの増殖に耐えきれずにゆるやかに壊れていき、「溶解」のようにみえる死に方をしているようなのです。

遺伝子の「運び屋」ウイルスで再び脚光

なぜ、病気を起こすウイルスを、がん治療に使うことになったのでしょうか。

じつは、がんの治療にウイルスが役に立つのではないかという可能性は、人類がウイルスをみつけた約100年前から知られていました。[①、②]

骨髄性白血病の女性がインフルエンザと推定される感染症にかかったあと、白血病の代表的な症状である肝臓や脾臓の肥大がほぼ通常サイズに小さくなったという報告や、リンパ性白血病の少年が水ぼうそうに感染したあと、骨髄検査をしたところ寛解状態になっていたという報告、また、子宮頸がん患者に狂犬病ワクチンを接種したところ、腫瘍が小さくなったという報告などがあったのです。

実際に、がん治療においてウイルスを使うようになったのは、1950年ごろからです。当初は、自然界からがんに効くウイルスを探しだす研究が進められました。

ホジキンリンパ腫の患者にB型肝炎ウイルスをふくむ血清などを投与したり、白血病やリンパ腫などの患者にウエストナイルウイルスを投与したりする、といった臨床試験では、症状が改善する患者がいた一方で、ウイルス感染による重い副作用を起こす例も相次ぎました。

また、副作用が穏やかなアデノウイルスを使った臨床試験では、子宮頸がん患者の腫瘍の壊死が確認され、そのうえで、患者自身の免疫によって数カ月でウイルスは排除されていました。

やがて、ウイルスによるがん治療は有効性や安全性に欠けるという見方が大勢を占めるようになりました。病気を引き起こすウイルスを患者へ投与する研究手法も問題となり、1970年代以降は次第に研究が減っていきました。当時は、ウイルスを人為的にコントロールする技術がなかったことも、研究が広がらなかった背景にあります。


時代は移り、1990年ごろから、分子生物学や遺伝子工学の技術が進展しました。まず遺伝子治療の研究分野では、ウイルスを遺伝子の「運び屋」(ベクター)として使うようになりました。ウイルスはピンポイントで目的の細胞に遺伝子を届けはするものの、増殖に必要な遺伝子を欠損させているので増殖はしないため、「安全な運び屋」として活用範囲が広がりました。

やがて、遺伝子を届けた特定の細胞のなかだけでウイルスを増殖させる方法があれば、病気の治療につながる可能性があるのではないか、と考えられるようになりました。さらに、遺伝子工学の技術によって、ウイルス自体の遺伝子を改変し、安全性や有効性を高めることが可能になれば、がん治療の新たな担い手になるのではないかと、再び脚光をあびることになったのです。

正常細胞を残して、がん細胞だけを叩く

1991年、米ハーバード大の脳外科医、ロバート・マルトゥーザ教授たちは、遺伝子組み換え技術によって、単純ヘルペスウイルスがもつ遺伝子のひとつをはたらかないように改変しました。その結果、このウイルスは脳腫瘍の細胞だけで増殖し、正常細胞では増えないことがわかり、研究成果が論文として発表されました。③

この「人工ウイルス」の論文をきっかけに、ウイルスを使ったがん治療の研究が急速に広がりはじめます。ただし、当初は、安全性や有効性の面で満足できるものではありませんでした。④

マルトゥーザ教授らは、遺伝子ひとつを改変した最初の「人工ウイルス」に続き、ふた

つの遺伝子を改変したウイルスをつくりました。それが、世界でもっともはやく臨床応用された「Ｇ２０７」です。[5] Ｇ２０７は、単純ヘルペスウイルス1型の「γ（ガンマ）34・5」と「ＩＣＰ６」というふたつの遺伝子をはたらかないようにしたものです。

γ34・5は、ウイルスに感染した細胞がアポトーシスを起こさないように、細胞死反応をとめるはたらきをしています。この遺伝子がなければ、正常細胞は感染後に自滅するため、ウイルスはすぐに排除されてしまいます。しかし、がん細胞はもともとアポトーシス機能を失っているので、このγ34・5がなくても細胞は生き続け、そのままウイルスも増え続けることができるのです。

ＩＣＰ６は、ウイルスが細胞内で増殖するときに不可欠なたんぱく質をつくる遺伝子です。ふつうはこれがなければウイルスは増殖できませんが、がん細胞にはもともとこのたんぱく質が多く存在するため、がん細胞ではウイルスは増殖できます。

これらふたつの遺伝子をなくすことで、正常細胞への安全性はたしかなものになりました。

ところが、動物実験で高い有効性を確認できたものの、人に投与する臨床研究では期待されるような効果がみられませんでした。

三つの遺伝子を抑えた「第3世代」ウイルス

腫瘍溶解性ウイルス「T‐VEC」（商品名イムリジック）は、単純ヘルペスウイルスのγ34・5を改変し、さらに「α（アルファ）47」という遺伝子を改変してはたらきを抑え、そこへ「GM‐CSF」という遺伝子を加えたものです。

α47は、ウイルス特有のたんぱく質（目印）が感染した細胞の表面にでてくる機能を抑えます。遺伝子改変によってα47がはたらかなくなると、ウイルスがだす目印が細胞の表面に多く示されて、正常細胞であってもがん細胞であっても、免疫細胞がウイルスに感染した細胞をみつけて攻撃しやすくなります。

また、GM‐CSFからつくられるたんぱく質は、免疫細胞をよびよせることが期待できます。
これらの免疫の攻撃力を強める効果によって、T-VECは2015年に米国、続いて欧州で承認されました。

T-VECを悪性黒色腫に注射すると、がん細胞はウイルスによって破壊されて小さくなりました。ただし、延命効果は限定的で、発熱や悪寒など副作用も少なくないことがわかりました。

そこで、藤堂具紀・東京大教授らのチームが、単純ヘルペスウイルスのγ34・5、ICP6、α47の三つの遺伝子をはたらかないようにしたウイルス「G47Δ（デルタ）」をつくりました[6]。「安全性を確保すること」と「有効性を高めること」の両方を目指したウイルスで、三つの遺伝子を抑えたことからG47Δは「第3世代」とよばれています。

脳腫瘍のなかでも悪性度の高い「膠芽腫」を対象に、東京大が医師主導治験を実施したところ、治療を受けた13人のうち12人が治療後1年間生存していることが確認されました。

その割合は92・3％と、標準治療だけの場合（15％）を大幅に上まわりました。[7] 副作用は発熱、嘔吐、悪心などで深刻なものはありませんでした。

厚生労働省はこの治療を「先駆け審査指定制度」と「希少疾病用再生医療等製品」に指定し、実用化への流れが加速しています。現在は、製薬メーカー「第一三共」（東京都中央区）がG47Δの承認申請に向けた手続きを進めています。

藤堂さんは「腫瘍溶解性ウイルスの祖」ともいえるマルトゥーザ教授の研究室へ留学し、「G207」の臨床試験にも携わりました。これらの臨床試験の結果、腫瘍溶解性ウイルスの治療の過程では、ウイルスががんを壊すだけではなく、がんに対する免疫力を高めることも確認できました。[8]

腫瘍溶解性ウイルスを投与すると、患者自身の免疫ががん細胞を認識するようになり、ウイルスがなくなったあとも、患者の免疫細胞ががんへの攻撃を続けることがわかったのです。

「冷たい腫瘍」を「熱い腫瘍」に変える

腫瘍溶解性ウイルスの開発において、ヘルペスウイルスが注目されたのには理由があります。

まず、ヘルペスウイルスはほとんどのがん細胞に感染できることがあげられます。風邪のウイルスとして知られるアデノウイルスは、おもに呼吸器系に感染しやすいウイルスです。ヘルペスウイルスはどんな臓器でも感染するので、がんの種類を選ばないと考えられます。

ふたつ目は、ヘルペスウイルスは感染すると、口唇ヘルペスのように強い炎症を起こすことです。反応が強いということは、がん細胞を確実に破壊できると考えられますし、炎症が強まれば、免疫細胞のT細胞などががんのまわりに集まりやすくなります。

三つ目は、ヘルペスウイルスのサイズが大きいことです。大きいウイルスは、改変を加えたり、改変後にスムーズに機能させたりすることが容易です。

四つ目に、すでにヘルペスウイルスのはたらきを抑える「抗ヘルペスウイルス薬」があることです。予期しない増殖が起きても、すぐにとめることが可能なので、さまざまなウイルスのなかでも安全性が高いと考えられます。

免疫がはたらきにくいがんを「冷たい腫瘍」とよびますが、オランダがん研究所のジョン・ハーネン博士が「(腫瘍溶解性ウイルス療法は)マッチに火をつけるようなもの」と話したように、⑨冷たい腫瘍を免疫が活発にはたらく「熱い腫瘍」に変える可能性があるのです。ヘルペスウイルスは、とくにがんを「熱い腫瘍」に変えやすいタイプといえます。

このように、優れた特性をもつヘルペスウイルスですが、もうひとつ臨床応用を目指す腫瘍溶解性ウイルスがあります。人工的な遺伝子改変を加えていないウイルス「ＨＦ10」です。

このウイルスは、西山幸廣・名古屋大名誉教授が発見しました。

１９９０年、西山さんは、「ＨＦ」とよばれるよく知られているヘルペスウイルスを培養していたシャーレに、ぐにゅぐにゅと変形した細胞があることに気づきました。よく調べてみると、これまでにみたこともない遺伝子配列をしていて、もともと培養していたウイルスが自然に変異してできたものでした。

もとのウイルスと一緒に培養しても駆逐されないほど強いこの変異ウイルスを、西山さんはＨＦ10と名づけました。

ＨＦ10は毒性にかかわる遺伝子が変異していて、かなり毒性が弱まっていました。感染しても副作用は少ないと考えられる一方で、調べてみると、すでに知られている腫瘍溶解性ウイルスとくらべて攻撃力が強いことがわかりました。名古屋大で２００３年から実施された安全性と有効性を確認する臨床試験では、乳がん、頭頸部がん、膵臓がんで効果がみられ、乳がんでは、がん細胞がほぼ１００％なくなった患者もいました。

ＨＦ10は自然にできた変異ウイルスですから、もとの遺伝子に戻るなどの想定外の遺伝子変異は起きにくいと考えられます。臨床試験では、ウイルスによる目立った副作用もあ

りませんでした。[10〜12]

免疫細胞に「みんな集まれ！」とよびかける

膵臓がんは治療が難しいがんとして知られ、新たな治療法の開発が切望されています。粕谷英樹・名古屋大教授らによると、同大で実施した膵臓がんの患者へのＨＦ10を使った臨床試験では、手術が困難である膵臓がん患者６人へ、数日間で３回のウイルスを投与した結果、４人に効果がみられました。べつの患者では、投与回数を増やす治療をしたところ、ほぼ全員で効果が確認できたそうです。

粕谷さんは「手術による切除ができない患者が対象でしたが、ここまで効果があることは驚きでした。膵臓がん治療のひとつの光になる可能性があります」と話します。

膵臓がんは「冷たい腫瘍」の代表とされてきました。もし腫瘍溶解性ウイルスが想定どおりにはたらけば、免疫がこれまでになく強まり、「熱い腫瘍」にできる可能性があります。

粕谷さんは「がんのまわりの環境を変え、冷たい腫瘍から熱い腫瘍へと変えることが必要です。膵臓がんは現状では決定打となる治療法がありません。HF10は、ほかの腫瘍溶解性ウイルスよりもがんへの攻撃力が強いとみられ、免疫細胞などに『みんな集まれ！』とよびかけることができます。腫瘍の環境を変えられる可能性があるのです」と期待をよせています。

HF10は、実用化段階に入り「C－REV」とよばれるようになりました。

C－REVは当初、世界ではじめて腫瘍溶解性ウイルスの承認を得たT－VECにならって、悪性黒色腫への適用を目指しました。しかし、悪性黒色腫の薬はすでに多くが承認されており、腫瘍溶解性ウイルスを新たに導入する意義がわかりにくい面もありました。そこで、薬の開発にあたるタカラバイオ（滋賀県草津市）と大塚製薬（東京都千代田区）は、現在、有効な治療法が少ない膵臓がんを対象に、C－REVと抗がん剤の併用療法の臨床試験をはじめています。

当初目指していた悪性黒色腫などへの臨床試験では、安全性に問題ないことが確認されています。

ウイルスが1日に10万〜100万倍に増えてがん細胞を破壊

国内で実用化が期待されている腫瘍溶解性ウイルスは、ほかにもあります。ひとつは、岡山大が開発した「テロメライシン」です。テロメライシンは、ふつうの風邪の原因となるアデノウイルスをもとにしています。

テロメライシンは、がん細胞で活発にはたらく「テロメラーゼ」という酵素をターゲットにして、がん細胞のなかで増殖しやすくなるように遺伝子改変されたウイルスです。遺伝子改変を加えた結果、がん細胞内で1日に10万〜100万倍に増えてがん細胞を破壊します。正常細胞にも感染しますが、正常細胞ではテロメラーゼがはたらいていないため、ほとんど増えません。

アデノウイルスのなかでも弱毒の「5型」ウイルスを使っていることと、風邪のウイルスですから、髪の毛が抜けたり吐いたりするような重い副作用はなく、治療を受けた患者のＱＯＬ（生活の質）の向上が期待できることが大きな特徴といえます。

この治療法は、岡山大の田中紀章名誉教授（消化器・腫瘍外科）と藤原俊義教授（同）たちが２００２年に開発しました。さらに、この治療法の実用化を進めるため、ベンチャー企業「オンコリスバイオファーマ社」が２００４年に設立されました。テロメライシンの臨床試験は、国内外で複数のがんを対象に進んでいます。

藤原さんたちは、放射線治療を併用し、食道がん患者を対象に臨床研究を実施しました。テロメライシンは、がん細胞が放射線によってＤＮＡに損傷を受けた際に、これを修復する機能を邪魔するはたらきもあり、放射線治療の効果が高まると考えられています。

２０１３年からはじめた臨床研究の最終報告は、２０１９年に発表されました。[13] それによると13人のうち８人のがんが消え、重い副作用もありませんでした。放射線治療だけを受けた場合より高い効果が確認できたそうです。

オンコリスバイオファーマは、食道がんに対するテロメライシンと放射線の併用療法のほかにも、免疫チェックポイント阻害薬との併用療法の国内治験を進めています。

さらに、米国で、胃がんを対象にした免疫チェックポイント阻害薬との併用療法、頭頸部がんを対象にした放射線治療と免疫チェックポイント阻害薬との併用療法の臨床試験を実施し、台湾と中国では、肝臓がんへの臨床試験を進めています。また、2019年春からは、日本と台湾での実用化を中外製薬（東京都中央区）が進めることになり、厚生労働省から先駆け審査指定制度の指定も受けました。


実用化への研究が進んでいるべつの腫瘍溶解性ウイルスが、鳥取大が遺伝子改変によって開発した「ワクシニアウイルス」です。アステラス製薬（東京都中央区）と2015年から共同研究をはじめ、2019年には治療法のない固形がん患者に対する臨床試験がスタートしました。

ワクシニアウイルスは、かつて、天然痘を予防するためのワクチンとして使われていたウイルスです。それを弱毒化したうえで、がん細胞でだけ増殖するように遺伝子を改変しています。

さらに、免疫の作用を高めるサイトカイン「インターロイキン7」（IL-7）と「インターロイキン12」（IL-12）を発現する遺伝子を新たに組み込んだことが特徴です。免疫がよりはたらきやすい環境になり、がんへの攻撃力があがると期待されています。ほかにも国内外でさまざまな腫瘍溶解性ウイルスの研究が進められています。

長期的にどのような影響を与えるか継続的にチェック

G47Δを開発した藤堂さんは、この治療の将来について「(直接)がんに投与しても、免疫を介して全身の転移あるいは再発予防に役立つことになります。すべてのがんに対して適応があり、免疫チェックポイント阻害薬とも非常に相性がよい。免疫を使ってがんを根治させ、がん幹細胞も殺してしまうので、全摘できなかったがんも根治する可能性がでてくるという時代になると思います」と語っています。⑭

しかし、これらの治療法について懸念する声もあります。

弱毒化されていたり、正常細胞では増えないように工夫されていたりするとはいえ、生きているウイルスを投与する治療ですから、免疫力がさがった状態のがん患者への使用には慎重さが求められます。遺伝子組み換えウイルスの投与が、人体に対して長期的にどのような影響を与えるかということについても、継続的にチェックすることが欠かせません。

新型コロナウイルスの感染拡大でも心配されているように、ウイルスが変異を起こす可能性もあります。

遺伝子組み換えではないウイルス「HF10」の研究を進める粕谷さんは、「ウイルスによって腫瘍が一気に破壊されると、がんが腹腔内で広がっている場合は組織に穴が開く怖れもあり、(投与の際は）十分な注意が必要です。また腫瘍溶解性ウイルスの種類によって、がん細胞を壊す強さがちがいます。がんの種類や場所によって、ウイルスの使いわけを考えることも必要かもしれません。最近の10年で、この分野への関心はかなり高まってきました。ぜひ、実用化を目指していきたいと考えています」と話します。

①「がん治療のためのウイルス療法～腫瘍溶解性ウイルスの現状～」江藤優輔、永井勝幸
② Kelly E, Russell S. J. Molecular Therapy 2007; 154, 651-659
③ Martuza R. L, Malick A, Markert J. M, Ruffner K, Coen D. M. Science 1991; 252, 854-856
④「単純ヘルペスウイルスを利用した癌に対するウイルス療法」西山幸廣、五島典
⑤ Mineta T, Martuza R. L et al. Nature Medicine 1995; 1, 958-943
⑥ Todo T, Martuza R. L, Johnson P. A et al. PNAS 2001; 98, 6396-6401
⑦「脳腫瘍に対するウイルス療法の医師主導治験で高い治療効果を確認」東京大医科学研究所附属病院、日本医療研究開発機構（https://www.ims.u-tokyo.ac.jp/imsut/content/900004340.pdf）
⑧ Todo T, Ino Y. Experimental Medicine 2006; 24, 11-16
⑨「腫瘍溶解性ウイルス療法ーがん治療への腫瘍標的ウイルスの利用」（https://www.cancer.gov/news-events/cancer-currents-blog/2018/oncolytic-viruses-to-treat-cancer）
⑩ Fujimoto Y, Mizuno T, Nishiyama Y et al. Acta Oto-Laryngologica 2006; 126, 1115-1117.
⑪ Nakao A, Kimata H, Imai T, Nishiyama Y et al. Annals of Oncology 2004; 15, 988-989.
⑫ Nakao A, Takeda S, Shimoyama S, Kasuya H, Imai T et al. Current Cancer Drug Targets 2007; 7, 169-174.
⑬「食道がんに対する放射線治療を併用した腫瘍融解ウイルス『テロメライシン』の臨床研究の最終報告」岡山大（https://www.okayama-u.ac.jp/tp/release/release_id593.html）
⑭「新しい日本のがん対策――予防・根治・強制に向けて（Ⅳ）ウイルス療法」藤堂具紀、聞き手・齊藤郁夫『ドクターサロン』61巻、２０１７年10月号）

第8章

患者一人ひとりにあわせたがんゲノム医療

第8章は、多くの患者のみなさんの注目が集まっている「がんゲノム医療」を紹介します。がんは、遺伝子に次々と傷（変異）が入ることによって起きる病気です。その遺伝子の傷を網羅的に調べ、個々のがんの特性や、一人ひとりの体質にあわせた治療を進める医療を「がんゲノム医療」とよびます。

２０１９年６月からは、この医療に欠かせない「がん遺伝子パネル検査」が公的医療保険で受けられるようになりました。免疫を利用することをおもな目的にしたがん医療ではありませんが、この検査を通じ、新たな治療の選択肢が生まれる可能性があります。この検査で治療法がみつかる人はどれくらいいるのか、この医療を広げる意義はどこにあるのかを解説します。

一人ひとりがベストの治療法を選ぶために

従来のがん医療は、臓器別に治療法が検討され、薬も臓器別に承認されてきました。しかし、がんによっては、ちがう臓器にあっても「同じような顔つき」をしたもの、つまり、同じような遺伝子の傷をもつものがあることがわかってきました。そこで、臓器だけで判断するのではなく、患者ごとのがんの特徴にあわせた治療を進める必要性が高まり、国もこの検査を保険適用にすることによってがんゲノム医療をあと押しすることになりました。

「ゲノム」とは、細胞の核にある染色体にふくまれるすべての遺伝子と遺伝情報のことです。がんによって、ゲノムへの傷のつき方がちがい、それを調べることによってがんの「個性」を知ることができます。そのようながんの遺伝子の特徴を調べる「がん遺伝子パネル検査」では、免疫療法の効きやすさを調べることもできますから、将来は、免疫療法にも欠かせない検査となるかもしれません。

たくさんの遺伝子を一度に調べて、がんの特徴に一気に迫る

がんの原因となる遺伝子変異には2種類あります。「体細胞」の変異と「生殖細胞」の変異です。

ほとんどのがんは、正常な体細胞（卵子や精子以外のすべて細胞）の遺伝子が、たばこやお酒をはじめとする生活習慣によって後天的（生まれたあと）に変異して発生します。体細胞の変異によるがんは、後天的に起きるものですから、次の世代には遺伝しません。

一方、ごく一部のがんでは、生まれつき全身の正常細胞にがんになりやすい遺伝子変異があり、それが引き金となって発病します。がん全体の5％程度がこのようながんで、「遺伝性腫瘍」とよばれます。この遺伝子変異は、子孫を残す生殖にかかわる卵子と精子（生殖細胞）にも存在するため、親から子へ遺伝する可能性があります。

これらの遺伝子変異をターゲットにしたがん治療のひとつに、「分子標的薬」があります。

分子標的薬が効果を発揮しそうかどうかを調べる方法としては、「コンパニオン診断」(個別の遺伝子検査）があり、これは以前から保険適用で実施されてきました。この検査は、特定の医薬品を使うかどうかを判断するために受けるものです。

一方、がん遺伝子パネル検査は、がんと関連が深い遺伝子を数十個から数百個レベルで一度に調べます。

遺伝子パネル検査で、いくつもの遺伝子を一度に調べるのは、なぜでしょうか。遺伝子パネル検査で調べる遺伝子は、「がん遺伝子」や「がん抑制遺伝子」といった、がんの「引き金」ともいえる遺伝子（ドライバー遺伝子）です。これまでの世界中の研究では、ドライバー遺伝子に傷が入ることと、がんができることの関連性がかなり強いと考えられていて、治療開発のターゲットになってきました。これらの、がんのカギを握る遺伝子を同時にいくつも調べることによって、一人ひとりのがんの個性を詳細に知ることができ、遺伝子の状態にあわせた治療を探すことが可能になります。

がんによっては、ひとつの遺伝子だけではなく、複数の遺伝子の変異が重なってできているものもあります。

たとえば、同じ遺伝子変異があるがんでも、ある臓器に効く薬がべつの臓器のがんでは効かない、ということがあります。その場合は、ほかにも異なる遺伝子変異がかかわっている可能性があります。がんはいろいろな経路が複雑にからみあって起きているため、たくさんの遺伝子を一度に調べて、がんの特徴に一気に迫ろうというのです。

また、遺伝子パネル検査は、分子標的薬用のコンパニオン診断のように「特定の医薬品を使うかどうか」をひとつずつ調べる方法にくらべて、手間も時間も省けます。検査のためにがんの組織を何回も採取することは、患者にとっても負担になります。一度に調べて首尾よく治療法がみつかれば、患者のメリットは大きくなります。それががんゲノム医療が目指す治療といえます。

遺伝子パネル検査の結果、肺がんの分子標的薬のターゲットとなっている遺伝子変異が、大腸がんの患者でみつかって治療できた例や、さまざまな臓器の患者に起きる共通する遺伝子変異がわかり、治療薬がみつかった例もあります。治療法がなくなり途方に暮れていた患者が、がんゲノム医療によって、これまで検討もされてこなかった薬や臨床試験にめぐりあい、命が救われる可能性があるのです。

治療法がみつかるのは10人にひとり程度

遺伝子パネル検査の流れを紹介しましょう。

現在、保険適用の対象となるのは、標準治療では効果がないか、終了した場合、もしくは終了する見込みの固形がんの患者になります。遺伝子パネル検査を受けられるのは、全国のがんゲノム医療中核拠点病院（12病院）、がんゲノム医療拠点病院（33病院）、がんゲノム医療連携病院（161病院）のいずれかになります。①

検査を受けることになった場合、患者のがん組織と血液の両方、もしくはいずれかを検査機関に送り、対象の遺伝子を解析します。患者が同意した場合は、国立がん研究センターの「がんゲノム情報管理センター」(Center for Cancer Genomics and Advanced Therapeutics、C-CAT)に検査の解析データと患者の診療情報が送られます。C-CATは、国内外の膨大なデータベースをもとに、患者にあう可能性のある薬や治験、臨床試験の情報をまとめた調査結果を、主治医ら専門家が集まる「エキスパートパネル」(専門家会議)に届けます。

エキスパートパネルには、主治医、病理医、遺伝医療やがんゲノムの専門家などさまざまな分野の専門家が参加し、患者の治療歴や健康状態を踏まえて、もっとも適した治療法を検討します。その結果をもとに、主治医と患者で治療の方針を決めます。患者が検査のための診察を受けてから、結果を受け取るまでに1〜2カ月程度かかります(図16)。

このとき、患者に適した治療法がみつかる場合とみつからない場合があります。厚生労働省が2019年11月にがんゲノム医療に携わる病院を対象に調査したところ、遺伝子パネル検査を受けた805人のうち、治療に結びついた割合は10・9%でした[②]。検査を受けたとしても、10人にひとり程度しか治療がみつからないのが現状です。みつ

図16　がん遺伝子パネル検査の流れ

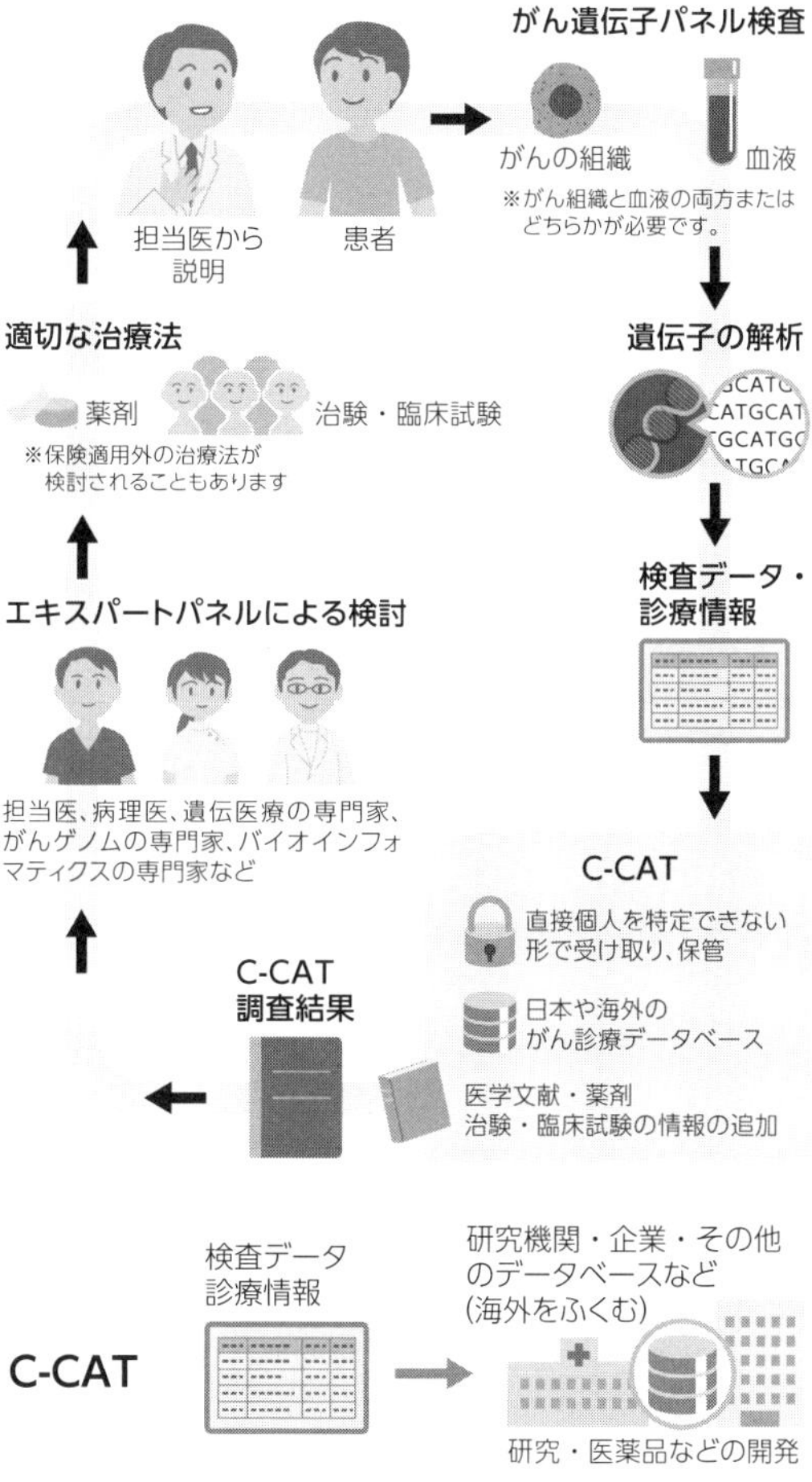

国立がん研究センターがんゲノム情報管理センターの資料をもとに作成

からなかった場合は、患者は主治医とそのほかの治療法を検討することになります。

遺伝子パネル検査は「最後の手段」か

なぜ、治療法がみつかる人が少ないのでしょうか。

C－CATのセンター長も務める間野博行・国立がん研究センター研究所長は、理由はふたつあると説明します。ひとつは、日本国内で承認されている抗がん剤や実施されている臨床試験が少ないこと、もうひとつは、現在の検査を受けられる対象が標準治療が終了、もしくは終了見込みの人に限られていることです。

間野さんは「患者さんがたどりつける薬が少ないのは、がんゲノム医療や遺伝子パネル検査に原因があるというよりは、日本のがん医療の現状と、遺伝子パネル検査を受けられる患者さんの対象が少ないことにあると思います」と指摘します。

これらの対策として、すでにいくつかの取り組みが進められています。

まず間野さんは、日本に海外から臨床試験をよび込もうと考えています。C－CATは、遺伝子パネル検査を受け、情報提供に同意した患者の検査データや診療情報をデータベース化しています。たとえば、「遺伝子Aに変異をもつがん患者が日本にどれくらいいるか」がすぐにわかりますし、これだけの緻密な全国規模の公的データベースは世界のどこにもありません。日本が公的医療保険で遺伝子パネル検査をはじめたから実現したものといえます。

間野さんは「海外の製薬企業がアジアで臨床試験を計画する場合、どれくらい対象となる患者がいるかが事前にわかり、患者の治療歴なども網羅したデータベースが存在することは、日本を臨床試験の場所として選ぶメリットになるはずです」と話します。

さらに2021年度からは、患者の主治医が、リアルタイムで更新される臨床試験情報に直接アクセスできるシステムを公開する計画も立てています。検査を受けたタイミングでは、患者にあう治療法がなかったとしても、今後は「自分の患者の遺伝子変異にあう臨床試験がもうすぐはじまる」といった最新の情報が得られることになります。

このような、「主治医側からつねに臨床試験へアクセスできる仕組み」が、全国規模で存在することも、製薬企業にとっては大きな魅力になりそうです。「新しい薬の臨床試験が日本で実施されるようになれば、患者さんにとっても、製薬企業にとってもプラスになると思います」と間野さんは語ります。

検査の対象となる患者の拡大についても、検討が進んでいます。国立がん研究センターでは、「治療の初期段階からパネル検査を実施した場合」の有用性を評価する研究を計画し、2020年4月には先進医療[注1]として実施することが認められました。標準治療をはじめる時期と同時にがんゲノム医療を実施すれば、より適切な治療をはやい段階から提供できる可能性が高まります。

日本では、分子標的薬用のコンパニオン診断が保険診療で広く実施されてきたため、後発の遺伝子パネル検査はそれらを終えたあとの「最後の手段」と位置づけられました。もちろん標準治療による治癒の見込みがなくなった患者にとって、治療の可能性を探ることができる仕組みは重要です。

しかし本来は、遺伝子パネル検査は「患者一人ひとりがベストの治療法を選ぶための検査」だと考えるべきでしょう。標準治療が終わった段階での検査では、治療がまにあわない状況になっていることも考えられます。

国立がん研究センターの先進医療では、肺がん、胃がん、大腸がん、乳がん、膵臓がん、胆道がんの患者200人を対象に、標準治療の開始時にパネル検査を実施し、その結果に基づいた治療をすることによって、治療の効果や医療経済的な側面などの有効性を探ります。有効性が認められれば、早期から検査を受けられるようになるかもしれません。

注1　先進医療は、効果や安全性の評価が定まっていない新しい試験的な医療技術のうち、保険適用の対象とするかどうかの判断をすることを目指し、有効性や安全性の評価をするために厚労省が指定したものです。先進医療と指定された場合は、例外的に公的医療保険が適用される医療（診療・検査・入院など）とともに実施することが認められます。ただし、保険診療として実施するには十分な有効性・安全性の情報がなく、標準治療とくらべて科学的根拠が不十分な治療という位置づけになります。通常の医療と共通する部分は保険診療になりますが、それ以外の先進医療にかんする費用は全額自己負担になります。

「未承認薬などをいちはやく使いたい」思いに応える受け皿試験

遺伝子パネル検査によって治療法がみつかったとしても、それは保険適用にはならない薬だったというケースもあります。

たとえば、肺がんでみられる「ＡＬＫ融合遺伝子」という遺伝子変異が、大腸がんでみつかることがあります。この遺伝子変異に対する肺がんの治療薬は承認されていますが、大腸がんでは使えません。保険が使えなければ自由診療で治療を受けるしかなく、患者の負担が非常に大きくなってしまいます。

こういった懸念について、国立がん研究センター中央病院（東京都中央区）などのがんゲノム医療中核拠点病院は、これまでにない体制を整えました。

遺伝子パネル検査で治療候補となる遺伝子変異がみつかっても、先進医療や治験に加われない患者の受け皿づくりを目指し、文字どおり「受け皿試験」ともよばれる臨床研究をはじめたのです[3]。

このとき使う制度が「患者申出療養」です。この制度は、もともと「未承認薬などをいちはやく使いたい」「対象外となっている治験を受けたい」などという患者の思いに応えるためにつくられました。患者の申し出を受けて、安全性と有効性を確認しつつ、医師や関連病院などが連携して臨床研究を立案し、治療を実施します。

ただし、これまでは研究データを集める人件費や統計解析などの費用も求められることから、患者の経済的負担が大きくなるほか、実施が認められるまでの審査に時間がかかり、がん治療での活用は難しいと考えられてきました。

今回の受け皿試験では、患者からの申し出があるまえに、国立がん研究センター中央病院が中心となってあらかじめ研究計画書を作成し、厚生労働省の評価会議の審査をすませておくことによって、対象となる薬の使用を患者が求めれば、すぐに治療できるようになりました。また、一部の薬は企業から無償で提供され、患者の負担は、研究費の約40万円と検査などの保険診療部分だけになりました。

これまでにノバルティスファーマ、中外製薬、小野薬品工業が計14種類の薬を無償提供しています。[4] また、臨床研究では、すでに承認されている部位以外のがんに薬を投与した場合の、治療効果や副作用の状況を検討します。産官学が患者のために協力してつくりあげた取り組みは、日本のがんゲノム医療におけるエポックメイキングな出来事といえそうです。

日本は自前の検査体制を構築し、データベースをつくるべき

がんゲノム医療が注目されるようになったのは、2015年にバラク・オバマ米大統領（当時）が一般教書演説で「プレシジョン・メディシン（精密医療）の推進」を発表したことがきっかけとされています。

「精密医療」とは「それぞれの患者にあった最適な治療をする医療」という意味です。オバマ大統領は、100万人規模の患者の遺伝情報や医療記録をふくむ大規模なデータベースをつくり、患者一人ひとりの遺伝子や生活環境、ライフスタイルなどのちがいを考慮し

ながら、個別に最適な医療を提供するというプロジェクトを提唱しました。

日本国内では、2012年からがん患者の遺伝子パネル検査にかんする研究がはじまりました。国立がん研究センター東病院の「ABCスタディ」と、それに続く「スクラム・ジャパン」、国立がん研究センター中央病院の「トップギア」が代表的なプロジェクトです。東病院は、がん治療のターゲットとなる遺伝子変異の解析をもとにした治療法の開発に取り組み、中央病院は独自の遺伝子パネル検査の開発を進めてきました。

それまでも医療現場では、自由診療で遺伝子パネル検査が実施されていましたが、いずれも海外メーカーが開発した検査法でした。間野さんは「国内のがん患者さんのデータが、国内で集積できない状況でした。それでは、患者さんたちの貴重なデータが、日本のがん医療のために使えません。ぜひ、日本が自前の検査体制を構築し、データベースをつくるべきだと訴え続けました」と当時を振り返ります。

政府は2015年、「ゲノム医療実現推進協議会」を設置し、ゲノム医療の実現が近い領域のひとつとして、がん治療をあげました。そして、がんゲノム医療を推進するため、間野さんが座長を務める「がんゲノム医療推進コンソーシアム懇談会」が2017年につくられ、中核拠点病院やデータを集めるセンターの設置、データベースの整備など、具体的な実施体制を報告書にまとめました。

2018年に閣議決定された第3期がん対策推進基本計画には、全国どこでもがんゲノム医療を受けられるような体制を構築することなどが目標に盛り込まれ、日本のがんゲノム医療が一気に進むことになりました。

「まだ治療薬が承認されていない遺伝子を調べてどうするのか」

遺伝子パネル検査の開発に取り組んだ河野隆志・国立がん研究センター研究所ゲノム生物学研究分野長は「最初は非常にたいへんでした。『まだ治療薬が承認されていない遺伝子を調べてどうするのか』『遺伝子パネル検査は米国で開発ずみなのだから、日本であらためて開発する必要はないのではないか』といった批判的な声ばかりだったのです」と話します。しかし、「世界にスマートフォンが登場したとき、いますぐスマホがほしいと思った人がそれほどいなかったように、いまは、がんゲノム医療の必要性を理解する人が少なくても、日本人、アジア人にあった検査法を開発すべきだと考えました」。

その後、政府もがんゲノム医療の推進を政策にかかげるようになり、河野さんたちが開発した検査は、企業が開発した検査とともに保険適用になりました。

現在、国内では、保険で使える検査が2種類あり、そのほかにも先進医療として大学病院などが実施している検査があります。

保険で使える検査のひとつが、河野さんたちが開発した「NCCオンコパネルシステム」です。患者のがん組織と血液の両方で114個の遺伝子を解析し、変異の有無を調べるとともに、遺伝性腫瘍かどうかの区別もできます。もうひとつが、米国のメーカーが開発した「FoundationOne（ファウンデーションワン）CDx がんゲノムプロファイル」です。こちらはがん組織を使い、324個の遺伝子を解析します。

両者が調べる遺伝子のうち、102個は共通しています。オンコパネルは遺伝性腫瘍の有無を判定できるほか、日本人のがんに特有の遺伝子が解析できるようになっています。ファウンデーションワンは、調べる遺伝子の数が多く、免疫チェックポイント阻害薬の効きやすさにかかわる「マイクロサテライト不安定性」の有無を調べられます。

それぞれのがんの特徴や治療歴によって、適した検査は変わってきますから、保険適用の2種類のいずれかにするか、先進医療の検査を受けるか、主治医や担当医に相談したうえで検討するとよいでしょう。

すべての遺伝情報を網羅的に調べる「全ゲノム解析」

遺伝子パネル検査には、もうひとつ大切な意義があります。検査を受けた患者に加えて、将来の新たながん治療の開発に役立つと考えられるのです。

厚生労働省の調査によると、遺伝子パネル検査を受けた患者の99％以上が、自らの検査データと診療情報をC－CATへ提供することに同意していました。[②] すでに8000件を超える匿名化された患者のデータが、Ｃ‐ＣＡＴのデータベースに集積されています。これらのデータは、患者の同意があれば大学や企業に提供され、新たながん治療の研究開発にいかされる予定です。

日本人（アジア人）の遺伝子変異の傾向がわかれば、それをターゲットにした治療薬開発が世界で進むと考えられます。国内で実施される臨床試験が増えれば治療を受けられる患者が増えますし、将来の国内での承認薬につながるかもしれません。

さらに、政府はゲノムに注目した政策を進めようとしています。厚生労働省は２０１９年12月、がんと難病の患者のすべての遺伝情報を網羅的に調べる「全ゲノム解析」を進めるための実行計画をまとめました。これは、遺伝子パネル検査のように特定の遺伝子を調べるのではなく、すべての遺伝情報が対象になります。

がんは、遺伝子の傷が原因となる「ゲノムの病気」ともいえます。これまで注目していなかったところに、原因が潜んでいる可能性もあります。それがわかれば、新しい治療薬や診断薬の開発も進むでしょうし、新たな遺伝子パネル検査の対象となる遺伝子の候補選定にもつながります。全ゲノム解析と遺伝子パネル検査が二人三脚で進むことによって、よりよいがん医療のターゲットが明らかになっていくことが期待されます。

生まれつきがんになりやすいか、わかる可能性も

遺伝子パネル検査は、免疫療法への活用分野でも進んでいます。

すでに保険で使える検査では、「遺伝子の傷を修復する能力が下がっていないか」や「遺伝子の傷の量」を調べることができます。これによって、免疫チェックポイント阻害薬が効きやすいタイプのがんか、そうではないがんかを検討することができます。

さらに今後は、遺伝子からどれくらいのたんぱく質がつくられるかという「遺伝子発現量」を調べるパネルも登場しそうです。遺伝子発現量が確認できれば、どんな免疫細胞がどれだけ存在しているかがわかります。また、CAR-T細胞療法の治療対象となるがんの種類が増えた場合、人工的につくった受容体が結びつく抗原がどれくらい発現してい

るかも調べられます。

最終的に、その人のがんにかかわる遺伝子の変異や発現の状況を網羅的に調べられる検査ができれば、どんな薬が効くがんか、免疫療法が効きやすいタイプのがんかどうかなどを、事前に確認してから治療に進めることができることになります。遺伝子パネル検査が、がん治療の「道しるべ」のような存在になるかもしれません。

さらに、遺伝子パネル検査では、生まれつきがんになりやすい「遺伝性腫瘍」の遺伝子変異がわかる可能性があります。

遺伝性腫瘍は、患者自身の将来はもちろん、その子孫の将来にもかかわる可能性があり、きわめて慎重にあつかわなければならない情報です。遺伝性腫瘍になる可能性がわかることによって、精神的に大きな負担になる怖れもあります。

一方、乳がんや卵巣がんを起こしやすい遺伝子変異をもっていることがわかったことで、予防的に乳房と卵巣を摘出した米国の女優、アンジェリーナ・ジョリーさんのように、がんの予防や早期発見ができる可能性が高まるとも考えられます。

そこで、患者は検査のまえに、遺伝性腫瘍にかんする遺伝子変異の有無について「知りたい」か「知りたくない」かを決めることができます。遺伝子パネル検査の結果を「知らない権利」も担保されるのです。

「知りたい」と判断した結果、遺伝性腫瘍の可能性がわかれば、「がんになるかもしれない」「家族に知らせるべきか」「子どもは大丈夫か」といったことがいろいろと心配になるかもしれません。そのときは、患者は専門の遺伝カウンセリングを受けることができます。カウンセリングは主治医や専門のトレーニングを受けた遺伝カウンセラー[注2]が担当します。

「究極の個別化医療」の実現を目指して

「がんになりやすいかどうかが遺伝子検査でわかる」というと、市販の遺伝子検査を思いだす人がいるかもしれません。インターネットなどでは、がんや生活習慣病に関連した遺伝子検査ができると宣伝しているものがあります。これらの検査の多くは、遺伝を専門とする医師の判断を必要としていないため、検査結果やその解釈、推奨される対策などの信頼性に欠けるものがあります。⑤

これらの検査が判断基準にしている遺伝情報のちがいが、「病気のなりやすさ」に関係している可能性は否定できませんが、その寄与度はかなり低く、がんにかんしていえば、たばこやお酒、生活習慣のほうが大きな影響を与えます。検査でわかった結果だけで「〇〇がんになりやすい」というのは、多くの場合はミスリーディングといえるでしょう。

現在、「がんゲノム医療」で保険の対象となっているのは、遺伝子パネル検査だけです。市販の検査に関心があるときは、まずは遺伝の専門家に相談することが望ましいとされて

注2　がん遺伝子パネル検査後の遺伝カウンセリングは、多くの場合、日本遺伝カウンセリング学会と日本人類遺伝学会が認定する「認定遺伝カウンセラー」が担います。認定遺伝カウンセラーは、遺伝医療を必要としている患者や家族に適切な遺伝情報や社会の支援体制などの情報を提供し、心理的・社会的支援を通して、当事者の自律的な意思決定を支える専門職です。２０２０年４月現在、全国の認定遺伝カウンセラーは２６７人にとどまっています。

います。

「がんゲノム医療」が優れていると思い、「いま受けている治療をやめて来ました」と医療機関を訪れる人がいるそうです。遺伝子パネル検査は、治療の選択肢を広げてくれるかもしれませんが、いまは残念ながら新たな治療にめぐりあえない可能性もあります。したがって、「自分にあった治療はみつからない可能性もある」ということを理解したうえで受けるべきでしょう。

間野さんは「がんゲノム医療は、すべての患者さんが治療にたどりつけるわけではありません。しかし、患者さんが適切な薬にたどりつけるチャンスを最大化できる仕組みだと思います。さらに、新たにがんになる人たちに、新しい薬を届けるシステムづくりに役立つものです。検査が必要とされる場合は、まえ向きに検討してほしいと思います」と話します。

オバマ大統領が提唱したプレシジョン・メディシンは、「個別化医療」ともいわれます。がんゲノム医療の入り口の扉が開いたいま、研究者たちは「究極の個別化医療」の実現を目指しています。

≪インタビュー≫

一人ひとりの患者にとって、がんゲノム医療を受けるメリットは、どれくらいあるのでしょうか。がんゲノム研究の第一人者で、日本の「がんゲノム医療」のデータを集積する国立がん研究センターがんゲノム情報管理センター（C－CAT）のセンター長を務める、間野博行さん⑥に、がんゲノム医療の意義と可能性について聞きました。

間野博行　国立がん研究センター研究所長

「C－CATに集積されるデータは、ほかにはない医療のビッグデータです。新しいがん治療に役立つと期待しています」

――がん医療に欠かせない「がん遺伝子パネル検査」が2019年6月から公的医療保険で受けられるようになりました。開始から1年あまりたち、どんな状況ですか。

非常に順調に進んでいます。2020年8月までに、約8000件のデータがC-CATに届いています。大きなトラブルもなく、国全体で進められる体制ができたことはすばらしいことだと思います。

――間野さんは、長くがんゲノム医療の必要性を訴えてきました。

これまでの多くの研究によって、がんに有効な薬はできてきましたが、効果があるのは患者さん全体の2~3割です。それをいかに増やすかということが喫緊の課題になっています。がんは遺伝子に傷がついてできる「ゲノムの病気」です。がんの原因はゲノムにあるわけですから、そこを調べることは理にかなった治療戦略といえます。

これまで国内では、自由診療で遺伝子パネル検査が実施されてきましたが、いずれも海外メーカーの検査を使っていました。そうすると患者さんのデータや情報は国内に残りません。そんな情けない状況を変えなければならないと思い、一刻もはやく日本のがんゲノム医療の体制を構築し、自前のデータベースをもつべきだと訴えたのです。

――ただし、検査を受けても、治療薬にたどりつける人は1割程度にとどまっています。

日本はもともと抗がん剤や臨床試験が少なく、患者さんにとって治療の選択肢がせまい環境です。さらに、現在の遺伝子パネル検査は、受けられる人の条件が限定されていて、標準治療では効果がない、もしくは標準治療が終了した人か、見込みの人しか受けられません。体力が落ちれば臨床試験へ参加しにくく、治療にたどりつくことがいっそう難しくなります。治療薬につながる人が少ないのは、日本のがん医療の現状を反映していて、必ずしもがんゲノム医療が原因ではないのです。

――日本が自前のデータベースをもつことには、どのようなメリットがあるのでしょうか。

国民全体のがんの遺伝情報と診療情報のデータベースをもっている国は、日本以外には世界のどこにもありません。当然ながら、それらのデータはすべて匿名化され、患者さんのプライバシーは完全に守られます。このようなデータベースがあることは、製薬企業にとって魅力的な環境になります。海外の製薬企業がアジア人を対象に臨床試験を計画する場合、日本は計画を立てやすい国になると思います。

このデータベースがあることによって、日本で実施される臨床試験が増えれば、患者のみなさんにとっても治療の選択肢が増えて、大きなプラスになります。さらに、このような国としてのデータベースは、医療施策を決定するうえでも重要な情報になるでしょう。

――C－CATは、がんゲノム医療でどのような役割を担っているのでしょうか。

検査機関や医療機関から患者さんの遺伝子解析のデータと診療情報を受け取り、それをC－CATが独自に整備している国内の臨床試験や承認薬のデータベース、海外の臨床試験のデータベースなどに照らして、患者さんの遺伝子変異に使える可能性のある治療・臨床試験の情報をまとめた「C－CAT調査結果」をつくります。C－CAT調査結果は患者さんの治療方針を検討する専門家の会議である「エキスパートパネル」へ送られ、検討を進める際の重要な材料になります。

C－CATのデータベースは、国内の一線で活躍する臨床腫瘍医たちが集まる「キュレーター（資料の収集・鑑定をする人の意味）チーム」が、つねに情報をアップデートしています。国内の臨床試験の状況につねに目を光らせ、新たに臨床試験がはじまりそうなもの、すでに患者登録を終えて参加を締め切ったものなどを随時更新していきます。ですから、C－CATのレポートは世界一の精度を誇ると自負しています。

さらに、将来のがん医療のために、同意のあった患者さんの匿名化されたデータを、大学や企業が活用できるシステムを構築しています。C－CATに集積されるデータは、ほかにはない医療のビッグデータですから、新しいがん治療の発見や開発に役立つと期待しています。

――C-CATで気をつけていることはなんですか。

患者さんのデータの取りちがえが起きないようにすることが、なによりも大事です。これまでは大きなトラブルはありませんが、細心の注意を払い、ヒューマンエラーができるだけ起きないように工夫しています。

――がんゲノム医療がはじまり、患者のみなさんの認識は変わりましたか。

私は、保険でがん患者のみなさんのゲノム情報を調べるようになったいま、もっとがんゲノムについての知識や理解が深まるべきだと思います。「がんはうつるのか」「遺伝するのか」などということについて、まだまだ理解は十分ではありません。教育現場でももっと積極的に教えるべきではないでしょうか。

がんは、後天的な体細胞変異によるものがほとんどですが、「うちはがん家系だから」とか「がんになったら子どもをつくれない」ということをよく聞きます。たばこやお酒、生活習慣などによる後天的な体細胞の変異が原因のがんは、原則的に子どもに伝わることはありません。

まれに全身の細胞にがんになりやすい変異が入り、がんになりやすい体質が親から子へと伝えられるケースがあります。それが遺伝性腫瘍です。遺伝性腫瘍の情報は、非常にデリケートなものですが、患者さんはその情報を知ることによって、今後の生き方や、がん予防を考える大切なきっかけを得ることにもなります。

遺伝性腫瘍については、米国の女優、アンジェリーナ・ジョリーさんが、「BRCA1」というがんになる可能性が高い遺伝子変異をもつことがわかり、がんになるまえに乳房と卵巣を予防的に切除したことが有名です。ジョリーさんはがんゲノムを調べ、自らの遺伝子変異を知ったことによって、がんから自由になれたともいえるでしょう。当然、そのようなまえ向きの話ばかりではありませんが、能動的に、自らの健康をデザインできる選択肢を手に入れられるという側面があることも知ってほしいのです。

――遺伝性腫瘍にかかわる遺伝子変異については、患者さんに「知らない権利」もあります。

はい。遺伝性腫瘍につながる可能性のある遺伝子変異はさまざまで、がんになる可能性が高いものから低いものまであります。ですから、すべての遺伝子変異を知る必要はないと思いますが、がんになる頻度が高いものについては、患者さん自身が知ることは大切なのではないかと思います。すべての人が自らの全ゲノム情報を知っているという時代も、そう遠からずくるのではないでしょうか。そのためにも、ゲノムにかんする基本的な知識をみんなが共有しておくべきだと思うのです。

——検査の場では、そのような重要な情報を、患者さんにどのように伝えるべきでしょうか。

遺伝性腫瘍の遺伝子変異がみつかった患者さんには、適切な情報を科学的に、しかも患者さんによりそうかたちで伝えることが求められます。不用意に本人以外に伝えるようなことが起きてはなりません。大事なプライバシーの問題であるという認識を現場で共有することが欠かせません。また、そのようなときは認定遺伝カウンセラーといった専門職の力が求められます。日本ではまだ認定遺伝カウンセラーが少ないのが課題です。

――遺伝子パネル検査が広がり、現場の医師のみなさんの意識に変化はみられますか。

これまでは、臨床試験を実施する施設と、実施していない施設では、臨床試験に対する意識に温度差がありました。しかし、遺伝子パネル検査がはじまったことで、少なくとも検査を受ける患者を担当する医師にとっては、臨床試験の内容は非常に重要な情報になったといえます。今後、検査を受けられる患者さんの範囲が広がったり、国内で受けられる臨床試験の数が増えたりすれば、検査をきっかけに治療へつながる患者さんは増えていくと思います。

①「がんゲノム医療提供体制におけるがんゲノム医療中核拠点病院等一覧表」厚生労働省（https://www.mhlw.go.jp/content/000597778.pdf）
②「遺伝子パネル検査の実態把握調査の報告」厚生労働省健康局がん・疾病対策課（https://www.mhlw.go.jp/content/10901000/000573712.pdf）

③　２０２０年10月時点で、がんゲノム医療中核拠点病院のうち静岡県立静岡がんセンターはこの臨床研究に参加していませんが、参加時期を検討中とのことです。

④　「遺伝子パネル検査による遺伝子プロファイリングに基づく複数の分子標的治療に関する患者申出療養」臨床研究実施計画・研究概要公開システム（https://jrct.niph.go.jp/latest-detail/jRCTs031190104）

⑤　「がんゲノム医療　もっと詳しく知りたい方へ」国立がん研究センターがん情報サービス（https://ganjoho.jp/public/dia_tre/treatment/genomic_medicine/genmed02.html）

⑥　間野博行（まの・ひろゆき）さんは、東京大医学部を卒業後、自治医科大助教授、同大教授、東京大教授などを歴任しました。血液内科医として診療にあたるなか、「がんを制圧するには原因遺伝子を突き止めることが必要」と研究に取り組むようになりました。２００７年に肺がんの原因遺伝子「ＥＭＬ４－ＡＬＫ」（ＡＬＫ融合遺伝子）を発見、それからわずか４年でこの遺伝子をターゲットにした薬ができました。２０１６年から国立がん研究センター研究所長、２０１８年から同センターがんゲノム情報管理センター長も務めています。武田医学賞、慶應医学賞、紫綬褒章、日本学士院賞など受賞多数。

第9章

正しい情報をみきわめて、正しい治療を

がん と 向きあう とき、 なに を 信じれ ば いい か わから なく なる こと も ある と 思い ます。「正しい 情報」 に 基づい て 行動 し たり、 判断 し たり する こと は 非常 に 大切 だ と いわれ ます。 と ころ が、 世の中 に は、 がん に かんする 情報 は さまざま な もの が あふれ て い ます。 なか に は、 まったく 科学的 な 根拠 が ない もの や、 患者 に 健康 被害 を 与える など 信頼 が でき ない もの も ふくまれ て い ます。 とくに、 免疫療法 を めぐっ て は、 その よう な 問題 の ある 情報 が 多い の が 現状 です。

２０１８年 に 閣議決定 さ れ た「第３期 がん 対策 推進 基本計画」 で も、 免疫療法 につい て「十分 な 科学的 根拠 が ある 治療法 と そう で ない 治療法 が あり、 国民 に とっ て は、 この よう な 区別 が 困難 な 場合 が あり、 国民 が 免疫療法 に 関する 適切 な 情報 を 得る こと が 困難 と なっ て いる」 と 指摘 し て い ます。

がん に なっ た 人 に とっ て、「情報 は 命」 とも いえ ます。 第９章 は、 どの よう に「正しい 情報」 を みわけれ ば よい の か を 考え ます。

新しい治療法が次々開発され、情報は複雑化

国立がん研究センターがん対策情報センターの高山智子・がん情報提供部長に、「正しい情報」を選ぶための「いろは」を聞きました。すると、「まず、ひとつの情報だけではなく複数の情報をくらべること。インターネット検索では、一般の情報とともに関連する広告もでてくるので、広告なのかどうかをみわけること。そしてなによりも、あなたのことをトータルでみてくれて、相談に乗ってくれる医師を探しましょう」と教えてくれました。

病気になると、どうしてもわかりやすく、自分にとって肯定的な情報を求めがちになります。しかし、がん情報の世界では、患者にとって心地よい情報は「怪しい医療や商品」に患者をひきよせる「わな」である可能性もあります。「これを飲めばがんが治る」「この治療だけで大丈夫」など、科学的な根拠がはっきりしない自由診療の治療法や補完代替療法[注1]が多く存在しているのです。

そんなとき、自分が求めるような情報だけではなく、自分が考えていたものとはちがう視点に立った情報とくらべると、「怪しい情報」をみ抜ける可能性があります。比較するのは、がん診療連携拠点病院や大学・研究機関など、しっかりとした組織が発信する情報がすすめられます。

「しっかりとした組織」のホームページは、文字数が多く、言葉遣いも専門的で、「わかりにくい」と思うかもしれません。高山さんは「私たちも、もっとわかりやすくなるように努力しなければならないと思います」と話しますが、最近のがん医療は複雑になっており、患者一人ひとりの症状や、がんの種類によって状況が異なるため、治療の解説も込み入った表現になりがちです。

「これをやれば治る」といった一刀両断のわかりやすい表現は誤解を与える怖れがあるため、ていねいな説明が欠かせません。詳細な情報提供をしようとしている機関は、逆に「誠実な機関」と考えることもできるかもしれません。

もっとセカンドオピニオンを使ってほしい

インターネットで検索すると、いくつもの情報がズラッと並んででてきます。上位のほうにでてくるものほど「おすすめ」の情報のように感じてついクリックしがちですが、よくみてみると、その項目のアドレスの近くに「広告」とついていませんか？　これらは医療行為や商品、サービスをＰＲするためのページです。「そのページのものを使ってほしい（買ってほしい）」というサイトであり、あなたにあっているわけでも、あなたの治療に役立つというわけでもないという目でみてほしい」と高山さんは話します。

注1　補完代替療法は、通常、がん治療目的の医療を補ったり、がん治療の代わりに実施したりする医療を指します。健康食品やサプリメント、鍼灸やマッサージ療法、運動療法、心理療法などもふくみます。これらにがんの進行を抑えるという科学的な根拠はありません。患者によって「体が楽になる」など体調の改善に役立つと感じる人もいます。一部の補完代替療法は健康に影響はありませんが、なかには副作用による害があるものもありますので、使用する際は医師に相談する必要があります。

最近は、「広告」と書かれていないページであっても、「24時間相談を受けつけます」といったリンクが貼ってあって、べつのページへ誘導しようとするものも増えているそうです。そのようなページは、最初のほうには詳細な情報がなくて、もっと知りたければメールや電話をするように誘導され、その先で、科学的な根拠が十分ではない商品や医療行為をすすめてくるという仕組みになっています。

いったん相手につながってしまうと、抜けだすのが難しくなるのがこういったサイトの特徴です。『いつでも相談に乗る』というから親切なページだと思いきや、じつは悪意のあるページだった」ということにならないよう、かんたんにリンク先に進まないよう心がける必要があります。

また、インターネットでニュースのページをみていても、記事以外に多くの広告が表示されます。とくに、スマートフォンやタブレットのような小さな画面では、信頼できる記事なのか、広告の記事なのかがわかりにくくなります。信頼できる記事を読んでいるつもりが、気づいたら広告のページに入り込んでいて、誰が発信している情報なのかがわからなくなる――ということになりやすいのです。スマホなどで情報を探すときは、自分が読んでいるページの発信元を、つねに確認することを心がけるとよいでしょう。

現在は、がん医療が複雑になってきたことによって、医師や医療機関とのやりとりからの情報だけでは、患者にとって十分で必要な情報が伝わりにくくなることが少なくありません。

そこで、高山さんがすすめるのが「セカンドオピニオン」の活用です。いまかかっている病院での治療に不安、疑問を感じた場合や、ほかに関心のある治療法がある場合は、すぐに「何十万円もする自由診療の治療」を選ぶのではなく、「1回数万円で受けられるセカンドオピニオン」を使ってほしいというのです。

高山さんは「できるだけはやい段階で、自分自身の状態を客観的に知ることが大切です。ひとりでもふたりでもいいので、しっかりした組織の医師の意見を聞いてみてください」と話します。

さらに、医師だけでは患者の生活、生き方、家族との関係など幅広い課題に対応しきれないかもしれません。そんなときは、がん診療連携拠点病院にある「がん相談支援センター」など、客観的な視点からの意見を聞いてみましょう。いずれにせよ、ひとりだけで悩んだり決めたりせずに、複数の意見に耳を傾けることが、「怪しい情報」にだまされないポイントになります。

「正しく、納得できる」判断ができるようにサポート

がん相談支援センターとは、どんな場所なのでしょうか。

2006年に成立したがん対策基本法で、がん診療連携拠点病院は、がん相談支援センターを設置することを求められました。現在は、がん相談支援センターは全国447カ所にあります。[1]

その病院の患者ではなくても、だれでも、いつでも、無料で相談できます。患者の家族や友人も相談できます。匿名でも可能です。自分がかかっている病院以外のセンターも利

用できます。相談員は看護師や医療ソーシャルワーカーなど医療、福祉の専門職で、がん相談について定められた研修を受けた人が担当します。

相談員は中立の立場で話を聞きますから、気になることはなんでも相談できます。たとえば「主治医とうまくいかない」といったような相談をしても、相談内容が他者へもれることはありません。新型コロナウイルスが広がってからは、電話での相談も増えているそうです。国立がん研究センターでも「がん情報サービスサポートセンター」が電話相談に応じています。[2]がん相談支援センターの利用方法や、近くのセンターの場所や連絡先も聞くことができます。

がん相談支援センターで相談できることは、「がんと診断されたときにどう受けとめたらいいのか」「治療や病院の選び方」「仕事や家庭、社会生活と治療の両立など療養生活について」「がんの再発など治療の転換期を迎えたときの対応」「不安や困ったこと」などです。

具体的には、「がんの疑いがあり検査をするようにいわれたが、どこへ行けばいいのか」「担当医の説明がよくわからない」「治療法をどう選べばよいのかわからない」「セカンドオピニオンはどうすれば受けられるのか」「病気のことを家族や恋人にどのように伝えればいいか」「医療費が不安だ」「これ以上の治療はできないといわれたらどうすればいいか」「病気や介護が必要な家族をかかえる状況で、自分の治療をどうしたらいいのだろうか」などがあげられます。困ったな、心配だな、不安だな、などと気にかかったことがあったときは、どんなことでもたずねてみましょう（図17）。

ただし、がん相談支援センターで対応するのは医師ではありませんから、「担当医に代わって治療方針や治療内容について」判断をあおぐことはできません。信頼できる情報に基づいて、患者や親しい人たちが、「正しく、納得できる」判断をしたり決断ができたりするようにサポートしてくれる場だと理解しておきましょう。

設置がはじまった当初は、がん相談支援センターの存在はあまり知られていなくて、利用は進んでいませんでした。

２０１５年に国立がん研究センターが、がん診療連携拠点病院に通う患者約６７００

図17　がん相談支援センターで相談できることの例

検査・治療・副作用

- 自分のがんや治療について詳しく知りたい
- 担当医から提案された以外の治療法がないか知りたい
- セカンドオピニオンを受けたいが、どこに行けばよいか

経済的負担や支援について

- 活用できる助成・支援制度、介護・福祉サービスを知りたい
- 介護保険の手続きを知りたい
- 仕事や育児、家事のことで困っている

社会とのかかわり

- 病気について、職場や学校にどのように伝えればよいか
- 仕事を続けながらの治療はできるか

患者や家族の心のこと

- 気持ちが落ち込んでつらい
- 思いを聞いてもらいたい

医療者とのコミュニケーション

- 担当医の説明が難しい
- 医療者に自分の疑問や希望をうまく伝えられない
- 何を聞けばよいのかわからない

がんの予防や検診について

- がん検診はいつ、どこで受けられるか
- がん検診で再検査の通知がきて、不安でたまらない

療養生活の過ごし方

- 治療の副作用や合併症と上手につきあいたい
- 自宅で療養したい

家族とのかかわり

- 家族にどう話していいのかわからない
- 家族の悩みも相談したい

緩和ケア

- 地域で緩和ケアを受けられる病院はあるか
- 治療を続けながら緩和ケアを受けるにはどうしたらよいか

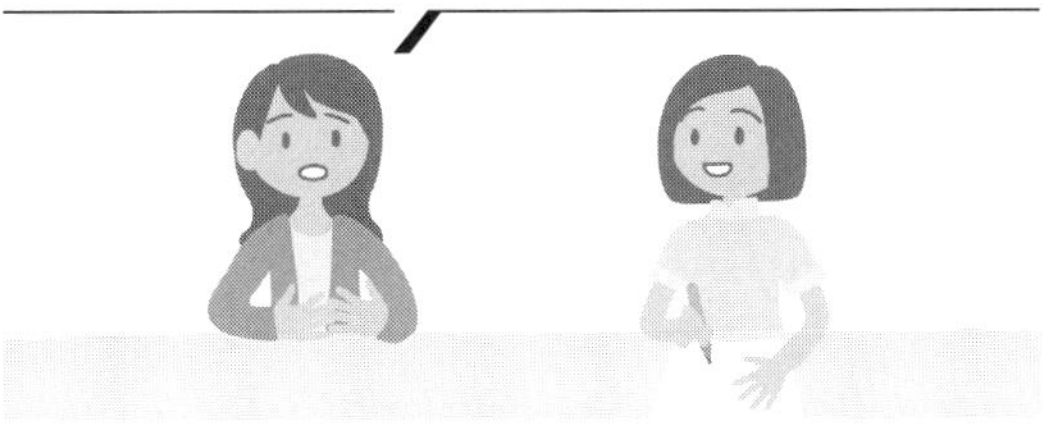

国立がん研究センターがん情報サービスをもとに作成

人を対象に実施した調査では、がん相談支援センターを「利用したことがある」という人は7・2％にとどまり、「知らない」という人は36・6％いました。また、がんと診断されたときに、病気や療養生活のことを相談できる場が「あった」という人も67・4％と3人に2人程度でした。

最近の調査では、これらの数は改善しています。

2019年に同様の調査を実施したところ、がん相談支援センターを「利用したことがある」人は14・1％に増え、「知らない」という人は33・6％に減りました。病気や療養生活にかんしてだれかに相談できた人は76・3％になりました。

それでも、「相談しやすい医療スタッフがいなかった」という人が13・6％、「心のつらさがあるとき、すぐに医療スタッフに相談できなかった」という人が17・6％、「担当医からセカンドオピニオンについて話がなかった」という人が65・1％いるなど、だれもが気軽に相談できたり、必要な情報を得られたりしているわけではないこともわかりました。③

また、がん相談支援センターを「利用したことはない」と答えた人の理由で、もっとも多かったのが「相談したいことはなかった」（69・6％）でした。これは、がん相談支援センターが提供できる情報が十分に理解されていなかった可能性も考えられます。センターの存在だけではなく、業務内容にかんする認知度をいっそうあげて、「相談の場がある」ことを知っている人を増やすことは、患者がひとりで悩みをかかえ込まないためにも大切でしょう。

高山さんによると、最近のセンターは守備範囲がどんどん広がっているそうです。がん患者が治療と仕事を両立するための「就労支援」や、ＡＹＡ世代[注2]の若いがん患者たちへの支援、がんゲノム医療[注3]の相談など、治るがんが増えたことによるライフスタイルの変化

注2　ＡＹＡは「Adolescent and Young Adult」（思春期および若年成人）の略語で、ＡＹＡ世代は15歳から39歳くらいの年代を指します。この年代のがんの診療では小児と成人双方の医師、看護師が連携することが求められるほか、患者も中学、高校、大学、社会人、子育て世代と人生のさまざまな転換期を迎えるため、患者一人ひとりのニーズに合わせた支援が必要とされています。

注3　がんゲノム医療の詳細は第8章を参照してください。

や、医療の進歩にも対応しようとしています。

がんにかんするさまざまな情報の信頼度

インターネットの医療情報をめぐっては、２０１６年に「まとめサイト」（ある特定のテーマにかんする記事や情報をまとめたサイト）が、真偽の根拠が不明で、健康被害も招きかねない情報を多数掲載したことが発覚し、問題となりました。このようなサイトは、グーグルなどの検索サイトで上位に表示され、それを閲覧した人たちがさらに情報を拡散する状況にあり、社会問題化しました。

高山さんたちは同じころ、インターネット検索によって得られるがん情報が正しいかどうかを調べる研究に取り組みました。[4] 信頼度の評価には、「ＨＯＮｃｏｄｅ」（ホンコード）というスイスのＮＧＯが定める手法を使いました。この評価では、対象の情報が八つの条件にあてはまるかどうかをチェックします（表５）。

表5 「HONcode」が定める医療情報の質を評価する八つの条件

1	信頼できる情報源・資格（健康アドバイスは専門教育を受けた者が提供すること）
2	相補性・サポート情報（医師と患者との関係をサポートする範囲までの情報であること）
3	守秘義務・プライバシー（個人のプライバシー保護を遵守すること）
4	情報の帰属・情報源・更新日（必要なリンクの提示、最終更新日を表示すること）
5	正当性・偏りがないこと（偏りのない公正な情報を提供すること）
6	制作者の開示・連絡先（コンテンツ制作者の連絡先やユーザーサポート先を表示すること）
7	スポンサーの開示（スポンサー企業がある場合は明確に表示すること）
8	広告の明記・分離（広告とオリジナル情報の区別、広告ポリシーを提示すること）

高山智子・国立がん研究センターがん対策情報センターがん情報提供部長の資料をもとに作成

高山さんたちは「がん」と「副作用」というキーワードで検索し、上位にでてきた50サイトを分析したところ、八つの条件をすべて満たしていたのはひとつのサイトのみでした。「正当性・偏りがないこと」を「標準治療を基本とした情報提供をしているか」という視点から評価したところ、7割のサイトが「×」でした。さらに、50サイト中6サイトは、標準治療ではない高額な免疫療法へ誘導するものでした。また、個人のサイトが16サイトともっとも多く、検索上位に「しっかりとした組織」ではない情報が掲載されやすい傾向もみられました。

この「まとめサイト」問題が発覚したあと、グーグルなどの検索サイトでは、医療情報にかんしてはまとめサイトや広告サイトが上位にならないように調整する傾向がみられるようになりました。高山さんは「かなり改善されてきましたが、いまでも、入力するキーワードによっては上位に科学的根拠が十分ではないページがでてくることがあります。インターネットを使う一人ひとりが『医師や専門家がいっているのだから正しいはず』などという思い込みをもたないように気をつけることが求められます」と話します。

がんにかんする情報を、書籍から得ることも多いと思います。ただし、本の内容はインターネットの情報と同様にさまざまです。商品を販売する目的で出版されたものや、個人の考えや感想をまとめたもので一般的とはいえない内容のものもあります。「がんが消える」といったわかりやすい書名で、科学的根拠のない治療をすすめるものもあります。

そこで、池谷のぞみ・慶應義塾大教授らの研究班は、質の高い健康医療情報を社会に届けるために、図書館などで使える「選書リスト」づくりに取り組んでいます。メンバーには、公立図書館、病院図書館、医学図書館などの司書たちが加わり、それぞれが健康・医療関係の本を推薦しあってリストをつくっています。この取り組みによって、2019年にがんにかんするブックリスト「がんを身近に考える」が完成しました。⑤

リストは「図書館向け」のものですが、一般の人がみても参考になります。「食事のこと」「お金のこと」「ママ友が、がんになったら…」「部下が、がんになったら…」など、テーマごとに3～10冊ずつ書籍を紹介しています。がんの専門の医師によるわかりやすい解説書や、患者の闘病記、患者支援に取り組んでいる専門家による手引書、がんを患うファイナンシャルプランナーによるお金の解説書、子ども向けの本など、がんとともに生きる患者が直面するさまざまな課題に対応するリストになっています。

また、本については、出版時期を確認することも大切です。がん医療は、日々情報が新しいものに置き換わっています。このため、出版当時は正しいとされていた古い情報をもとに、誤った判断や選択をしてしまわないよう、できるだけ新しい本を選ぶことが求められます。

「情報は、命を左右しかねません」

がん患者が正しい情報を得るための取り組みは、国立がん研究センターなどのがん専門機関以外でも広がっています。

そのひとつが、がん患者やがん患者の家族たちがはじめたがんを知るプロジェクト「グリーンルーペ」です。このプロジェクトの発起人代表を務めるのは轟浩美・希望の会理事長です。希望の会はスキルス胃がんの患者会で、轟さんの夫の哲也さんが初代理事長でした。

哲也さんは2013年にステージ4のスキルス胃がんと診断され、医師から「治療は難しい」といわれました。轟さんは「なにか方法はないのか」と必死でインターネットを検索したそうです。そしてたどりついたのが、ニンジンジュースでした。轟さんは、夫のために毎日ニンジンジュースをつくり続けました。

「想定外のことが起きて、さらに出口までみえなくなってしまったとき、それでもどうしてもあきらめきれなくて、『なにかできることはないのか』と思うのはふつうなのではないでしょうか」と轟さんは話します。

「医師免許」をもつという人が宣伝する商品に飛びつき（実際は、医師免許をもっていても、医師として患者の診察をした経験があるかどうかは不明。がんの専門家かどうかも不明）、動物実験でよい結果がでたといわれれば希望をもち（実際は、動物実験だけでは人でも効果があるかは不明。さらに臨床試験を重ねて国の承認を受けなければ治療では使えない）、テレビに「神の手」とよばれる医師が出演すれば、どこかに自分の夫のための「神の手」がいるにちがいないと探しまわりました。

「インチキだったとしても『あなたのことを救ってあげたい』といってくれる人は心の温かい医者で、科学的根拠をあげてくる医師は『冷たい人だ』と思っていました。必ずどこかに治る方法があるはずだと思い込み、デマに引き込まれてしまいました。ニンジンなら自分も買ってこられるし、自分もつくれる。自分でもできることを必死に探し、冷蔵庫のなかをニンジンでいっぱいにしてジュースをつくりました。当然、それでがんが治るわけはなく、私はただ情報におぼれていたのです」と轟さんは語ります。そして、「情報は、命を左右しかねません。だれもが発信者になれるいま、発信者は情報の重要性をあらためて確認してほしい」と訴えます。

グリーンルーペのキャッチフレーズは「知るのは、こわい。知らないのは、もっとこわい。」です。ある日突然、がんだといわれれば、「日常が１８０度変わってしまう。世の中にはいろいろな情報があふれていて、なにが正しいのかわからず、途方に暮れてしまう」といいます。そんなときに、体験者から、いま病をかかえる人たちへ、後悔しないように「知っているだけでもおトクな知識」を伝えよう、というのが轟さんたちの活動です。

2018年と2019年には、がん患者や医師たちの協力を得て、「公開セカンドオピニオン」を中心とするイベントを開いたほか、新型コロナウイルスの感染が広がった2020年には、ウェブを使った講演会やシンポジウムを企画しています。⑥第一線に立つ医師たちによる「免疫療法」や「がん情報のみわけ方」「心のケア」の解説動画などを配信するYouTubeチャンネルも開設しています。⑦がん患者やその家族はもちろん、いまは自分には関係ないと思っている人にとっても、役立つ情報がありそうです。

集まる「場所」があれば、困っているのは自分だけではないと気づける

「病院のがん相談支援センターは入りにくい」と感じるときは、患者会などが開く「がんサロン」や「患者サロン」を利用することも可能です。

がんサロンは、全国各地の病院などで開かれ、がん患者やその家族がお茶を飲みながら、療養するうえでの悩みを話したり、情報交換をしたりする場です。原則として無料で参加できて、出入りも自由なので、治療のことだけではなく、がんにともなう生活全般のことなど身近な話題についても語りあえます。

英国で生まれたがん患者のための民間の相談施設を、日本に初めて開設したのが「マギーズ東京」[8]（東京都江東区）です。「マギーズ」の正式名称は「マギーズ・キャンサー・ケアリング・センター」で、がんのため１９９５年に53歳で亡くなった英国人、マギー・ケズウィック・ジェンクスさんの遺志により、彼女の死去から1年後の１９９６年、英国・エディンバラに第1号が誕生しました。

英国でも、あふれる情報に悩むがん患者は少なくありません。１９８８年に乳がんと診断されたマギーさんも、そんなひとりでした。

マギーさんは米国を訪れた際、がん患者同士がそれぞれの経験をもとに互いにサポートしあう姿にであいました。そして、「自分だけではなく、『みんなが同じような気持ちになっている』ということを知ることは大切。患者が集まる『場所』があれば、困っているのは自分だけではないと気づけるはず」と、「病院以外の場所づくり」に取り組んだのです。

マギーさんは、エディンバラのマギーズ第1号をみることなく息を引き取りましたが、その後、運営に携わることになった病院の元看護師は、不思議な体験をしました。マギーズを訪ねてくる患者の多くは、もともと病院で知っていた患者たちです。その同じ人たちが、マギーズに入ってきたとたん、これまで聞いたことがないことを話しはじめたのです。

病院から独立した空間のなせる技でした。病院とはちがう場所だからこそ、患者は医師や看護師の存在を気にせず、自由に、自分の気持ちを語れるようになっていました。マギーズの利用は世界中どこでも無料で、必要な情報の提供、カウンセリングやヨガなどのグループ活動を実施しています。

「日本にもマギーズを」と、国内のがん医療に携わってきた看護師や医師、そして若い世代のがん患者たちがＮＰＯ法人をつくり、クラウドファンディングで建設費や運営費を集めました。

そして、２０１６年にマギーズ東京がオープンしました。建物には、天然木がふんだんに使われ、ソファには手づくりのクッションが並んでいます。適度に仕切られているので、視線はさえぎられながらも、全体の空気はつながりをもち、開放感も感じられます。

マギーズ東京には、新型コロナウイルスの流行まえは、全国から1日約20人の患者や家族が訪れていました。そのなかには、病院のがん相談支援センターへ行ってもすっきりできなかったという患者の姿もありました。

センター長で訪問看護師の秋山正子さんは、「がんと診断を受けた瞬間から、患者はわらにもすがる思いで『治療列車』に乗ります。そして、途中になって『急いでこの列車に乗ったものの、このまま行って大丈夫かな』と迷いはじめます。最近は、入院ではなく外来の治療が増え、ひとりで悩みをかかえ込んでしまう人が多いようです」と話します。

マギーズ東京では、看護師、臨床心理士ら事前に研修を受けたスタッフが患者の話に耳をかたむけます。アドバイスをするのではなく、ひたすら患者の話を聞くのです。

患者たちは、自ら話すうちに自分で答えをみいだしていきます。まず話を聞いて、そのうえで患者が必要とする情報を提供することによって、一人ひとりの「強み」や「力」を引きだすのがマギーズの役目だそうです。

マギーズのような「場所」づくりは、全国にも広がっています。

金沢市では、胃がんを患った外科医、西村元一さんが2016年に「元ちゃんハウス」⑨を開設しました。秋山さんたちの取り組みを知った西村さんは、「金沢にもマギーズを」と決意し、活動をはじめました。しかし、その矢先の2015年、西村さんにステージ4の胃がんがみつかりました。西村さんは「自分のラストワークに」と、治療を続けながらオープンを目指し、兼六園の近くのビルにマギーズ東京のような木の香りにつつまれたスペースが生まれました。

元ちゃんハウスのコンセプトは、病院の外にでても、がんをかかえた人や家族、友人が、同じ境遇の人や医療の専門職の人とつながれる場所です。そして、ひとりでも自分を気にかけてくれる人につながることができる場所です。

西村さんはオープンを見届け、2017年に他界しました。その後は仲間たちが元ちゃんハウスの運営を引き継いでいます。感染症対策が必要になった2020年は、インターネットを使った講演会や料理教室を開き、患者たちとつながり続けています。

「ひとりじゃないよ、と伝えたい」

現在、「さまざまながんについて」「わかりやすく」「信頼できる」情報を掲載している代表的なウェブサイトは、国立がん研究センターが運営する「がん情報サービス」でしょう[10]。その編集方針について、高山さんは「科学的根拠に基づいた情報か」「診療ガイドラインや学会レベルのコンセンサス、社会での適応状況を踏まえた必要な情報が網羅されているか」「患者をはじめとする読者にわかりやすいか」「読後に希望や温かみを感じさせる表現になっているか」「読者が医療者とのコミュニケーションに役立つ示唆を得られるか」

──などをポイントにしていると話します。

たとえば、免疫療法を解説するページ[11]は、約3年かけて制作しました。世界でも信頼できる治療法がまだ少ない段階で、研究者、臨床現場の医師の双方に話を聞き、それぞれの立場に配慮した表現でサイトをつくっていくのには時間がかかったそうです。

「研究者と現場の医師では、伝えたいことが異なります。研究者は、研究中の治療法についても『期待できる』と話します。それが研究の原動力でもあるからです。一方、現場の医師は、標準治療ではない『研究レベルの治療法』は患者にすすめられません。そこで、両者の立場のすりあわせの作業を繰り返して、原稿をつくっていきました」と高山さんは振り返ります。

最終的にまとまった原稿を患者に読んでもらったところ、未承認の免疫療法には注意をするように強調した文章に対して、「このような文章を読むと絶望的な気持ちになる」という感想がよせられました。

がんが進行し、治療の選択肢が少なくなっている患者にとっては、未承認の治療法であっても「もしかしたら自分の治療にまにあうかもしれない」という、いちるの望みにつながります。高山さんは「言葉遣いひとつで印象は大きく変わります。患者さんに『治る』と誤解を与えてはいけないですし、絶望感を与えることがあってもいけません。免疫療法のページづくりでは多くのことを学びました」と話します。

本書で紹介したように、新しいがん治療法が次々と開発され、がん医療は多様化しています。がん患者を支える制度も複雑になり、がん医療全体が混とんとした状態だといえるでしょう。今後も、免疫療法のような「情報の取捨選択が難しくなるケース」がさらに増えると予想されます。

そういった状況を踏まえて、高山さんに、がん患者のみなさんへのメッセージを聞くと、「ひとりじゃないよ、と伝えたい」とのことでした。ひとりだけで考えていると、どうしても視野がせまくなってしまいます。自分の思いでいっぱいになっているときは、新しい情報を受け入れられなくなりがちです。

高山さんはこういいます。「だれかに思いをはきだすことによって、そのぶん、新しい考え方や情報を自分のなかに入れることができます。心を満杯にしてしまわないためにも、信頼できるだれかを頼ってみてはどうでしょうか」

① 「がん相談支援センターを探す」国立がん研究センターがん情報サービス（https://hospdb.ganjoho.jp/kyotendb.nsf/xpConsultantSearchTop.xsp）
② 「がん情報サービスサポートセンターのご案内」国立がん研究センターがん情報サービス（https://ganjoho.jp/public/consultation/support_center/guide.html）
③ 「患者体験調査」国立がん研究センターがん対策情報センター（https://www.ncc.go.jp/jp/cis/divisions/health_s/project/survey/index.html）
④ 「インターネット検索によって得られる『がんに関する情報』は正しいか――『副作用』をキーワードとした情報の質の検討」高山智子ら、日本ヘルスコミュニケーション学会雑誌 2017; 8, 49-56
⑤ 「がんを身近に考える」Ｗｅｂ協働選書プロジェクト（https://nozomiike.wordpress.com/projects/選書/）
⑥ グリーンルーペ・プロジェクトのホームページ（https://greenloupe.org/）
⑦ 「グリーンルーペ・プロジェクトYouTubeチャンネル」（https://www.youtube.com/channel/UCsiwnbbMzV9yc6v4GHCrjsQ）
⑧ マギーズ東京のホームページ（https://maggiestokyo.org/）

⑨ 元ちゃんハウスのホームページ（https://gmk.or.jp/）
⑩ 国立がん研究センターがん情報サービスのホームページ（https://ganjoho.jp/public/index.html）
⑪「免疫療法」国立がん研究センターがん情報サービス（https://ganjoho.jp/public/dia_tre/treatment/immunotherapy/index.html）

おわりに

1987年にノーベル医学生理学賞を受賞した利根川進さんは、著書『私の脳科学講義』で、免疫のことを「ダーウィンの小宇宙」と紹介しています。

私たちの体では、体内にウイルスなどの異物が入ってきたとき、それらを排除する「抗体」がつくられます。抗体をつくる遺伝子は限られた数しかないのに、100億種類以上の抗原（異物の目印）に対応する、多様な抗体がつくられるのです。

なぜそんなことが可能なのか。長く謎とされてきたその仕組みを解明した功績で、利根川さんはノーベル賞に輝きました。

ダーウィンの進化論は、「地球に生命が誕生してから、DNAの変異が繰り返し起きて、さらにそれぞれの地域の環境にもっとももあったものが生き残ってきた」――というものです。

そもそも遺伝子は安定的なものなのですが、非常にゆっくりした速度で長い時間をかけて少しずつ変異し、進化が起きました。それに対して、免疫では「1世代、1個体」のなかで、しかも、抗体をつくる遺伝子にはものすごい速度で変異が起こります。

さらに、環境にあわせた選択も起きています。つまり、抗原にあった抗体をつくる免疫細胞だけが選ばれて増殖しているのです。「遺伝子変異」と「環境選択」という2段階の過程は、ダーウィンの進化論に重なります。

利根川さんは「ダーウィンによる生物進化のプロセスと同じ戦術を、免疫系が使っているのです。そのために免疫系のことをDarwinian Microcosmos（ダーウィンの小宇宙）と呼ぶことがあります。つまり、免疫系のなかで、ダーウィン的な進化がおこっているということになるわけです」と述べています。

本書では、がんと免疫の関係を中心に、がん医療の現状を紹介しました。がんと免疫は切っても切れない関係にあります。免疫の攻撃から逃げ切ったものが、がんだからです。

これまでのがん医療は、「がん細胞をいかになくすか」を目標に据えて、がん細胞そのものに注目していました。しかしいまや、「免疫との関係性を考えないがん医療はありえない」という時代を迎えています。

さらに、免疫について学ぶと、さまざまな免疫細胞たちが、それぞれの役割を担い、状況に応じてふるまい、あるときは駆け引きをして、あるときは協力して、バランスをとりながら私たちの体をコントロールしていることがわかります。私は、その様子を、体のなかにあるもうひとつの「宇宙」のように感じました。ですから、利根川さんの「小宇宙」という言葉をみつけたときは、ひざを打つ思いでした。

これまでのがんの「3大療法」は手術、抗がん剤、放射線でした。これらの治療法が進展したことによって、早期のがんであれば、かなり高い確率で治るようになり、進行したがんになっても効果が期待できる抗がん剤もでてきていました。

そのなかで、研究者たちの不断の努力によって、がんにかかわる免疫細胞たちのふるまいの詳細が明らかになり、新しい治療戦略が次々と立てられるようになりました。免疫を上手に利用することによって、これまでの3大療法で治すことが難しかったがんが治るケースもでてきました。最初に登場したのが、第5章で紹介した「免疫チェックポイント阻害薬」です。ノーベル医学生理学賞に選ばれ、がん医療に大変革を与えた治療といえます。この薬によって免疫療法は「がん治療の第4の柱」になり、がん医療は新しい時代に入りました。

さらに、「がんの第5の治療」となる可能性も指摘される「光免疫療法」が世界ではじめて日本で承認されました。詳細は、第2章から第4章で取りあげました。従来のがん治療とはまったくちがう仕組みでがん細胞を壊し、さらに免疫も高める可能性が期待できる治療法です。それも、従来の薬のようにがん細胞の機能にはたらきかけて殺すのではなく、「がん細胞の細胞膜を物理的に破る」という新しい発想で壊すため、ピンポイントで確実に攻撃でき、結果として副作用が少なくなると考えられています。

光免疫療法の対象は現在、一部の頭頸部がんだけですが、今後、安全性を確認しながら対象が広がっていくと思われます。ただし、がん組織を一気に消し去る「強い威力」ももつため、対象を拡大するときには慎重さも求められることになりそうです。承認されたがんについても、条件付き早期承認制度によって、最終段階の第3相の治験の結果をまたずに承認されたため、いまのところは慎重に使っていくことが求められます。製造販売を担う楽天メディカルも「安全に治療を届けられるよう、適正使用ができる医療機関から段階的に広げていきたい」と説明しています。

免疫の力を最大限に生かすことによって、がんの種類によっては劇的な効果がみられる「CAR－T細胞療法」（第6章）や「腫瘍溶解性ウイルス療法」（第7章）もあります。がんを引き起こす遺伝子の傷を調べ、患者一人ひとりにあった治療を検討する「がんゲノム医療」（第8章）も広がりをみせています。

このとき重要なことは、いずれの治療法も「万能ではない」ということです。日本がん免疫学会の河上裕理事長は、私の「がん免疫療法は、ほかの3大療法をしのぐものになるでしょうか」という質問に、「それはまちがいです」と即答しました。河上さんは「がんは患者さんによってちがいが多く、がんが発症するメカニズムも異なります。『集学的治療』といって、さまざまな治療法を組みあわせることで治癒を目指すべきです」と話します。免疫療法は、手術、抗がん剤、放射線療法と同じ並びにあるものなのです。

光免疫療法を開発した米国立衛生研究所（ＮＩＨ）の小林久隆主任研究員も、承認後の記者会見でこういいました。「光免疫療法が、新たな治療の選択肢として患者のみなさんに届くことになりました。みなさんにとって、ひとつの選択肢になっていってもらいたい」。光免疫療法も、多くのがん治療の選択肢のひとつであり、さまざまな治療を総動員して、それぞれのがんにあった治療を検討していくことが大切です。

さらに、本書で紹介した治療法以外にも、多くの患者のみなさんのために、がん研究や臨床試験が進められています。

免疫チェックポイント阻害薬は、すでに販売されているＰＤ-１、ＰＤ-Ｌ１、ＣＴＬＡ-４をターゲットにした薬を紹介しましたが、それ以外のブレーキを外すタイプの薬も開発がはじまっています。血液がんで劇的な効果が確認されたCAR－T細胞療法では、承認薬が対象としているがん以外の薬の開発に、世界の製薬会社や研究者が取り組んでいます。CAR－T細胞はT細胞の攻撃力をあげるものですが、NK細胞の攻撃力をあげる「CAR－NK細胞」も開発されています。腫瘍溶解性ウイルス療法も、承認や保険適用を目指す臨床試験が進んでいます。

光免疫療法については、患者のみなさんからは「いつから使えるようになるのか」「承認された頭頸部がん以外のがんにも使えるのか」という声があがります。楽天メディカルは、今回承認された薬をべつの部位のがんへ投与することや、異なる種類の薬にかんする臨床試験を計画しています。さらに、開発者の小林さんも対象を広げる研究に力を注いでいます。

また、免疫チェックポイント阻害薬の併用療法では、ナノテクノロジーを使ってがんに集まるように工夫した微小カプセル（高分子ミセル）[注1]を使う方法が研究されています。このカプセルに抗がん剤を入れた薬剤を、キイトルーダと併用して頭頸部がん患者に投与する臨床試験が米国で計画されています。

千葉大などは、健康な人のｉＰＳ細胞から「ナチュラルキラーＴ（ＮＫＴ）細胞」とよばれる免疫細胞をたくさんつくり、頭頸部がんの患者へ投与する医師主導治験をはじめました。ＮＫＴ細胞はＴ細胞の仲間で、がんに対して強い攻撃力をもちます。ただし、人の血液中にはわずかしかなく、がん患者の細胞からは増やしにくいため、治療に使うには高いハードルがありました。健康な人のｉＰＳ細胞を使うことによって、大量のＮＴＫ細胞をつくることができ、治療効果が高まる可能性があります。

がん患者にとって、治療の選択肢があることは、病と向きあっていく「心の支え」「希望」になります。そのために研究者や医師たちは「１日もはやく新しい治療法を患者のみなさんのもとへ」届けるべく研究しています。

ただし、基礎研究や臨床試験の段階にある治療法は、実用化されるかどうかはまだわかっていません。これらの研究の進展を祈りつつ、過度な期待をもたないことも大切です。

光免疫療法のような画期的な治療法が発表されると、必ずといっていいほど、それと似たような効果をうたう自由診療（治療費の全額が自己負担となる）の治療がでてきます。自由診療による治療は効果があるかどうか科学的な根拠がありませんから、そういったものに安易に頼ったりしないことも大切です。

国立がん研究センターがん情報センターの高山智子・がん情報提供部長は「正しい判断をするために、患者さん一人ひとりが、自分自身の状態をきちんと知ってほしい」と話していました。

自分の状態を知ったときには、もしかしたら、つらい現実を突きつけられるかもしれま

注1 「外側が水に溶けにくい物質」「内側が溶けやすいべつの物質」となるように重ねた球状のカプセル。大きさは髪の毛の太さの1万分の1ほど。体内で異物と認識されにくく、カプセル内にさまざまな薬を入れることができ、がん細胞だけを狙って薬を届けて周囲の環境に反応して効果的なタイミングでなかの薬を放つことができます。片岡一則・東京大特任教授が開発しました。

せん。事実を受け入れる覚悟を迫られることもあるでしょう。しかし、「知ること」が、正しい判断をするための第一歩となります。知らなければ、その場で立ち尽くすことしかできないかもしれないのです。がんになった人にとって「情報は命」ともいわれます。正しい情報の選び方については、第9章で解説しました。

がん医療の進歩によって、がんの患者の人たちの生存率は年々伸びていますが、唯一変わらない数字もあります。それは人の死亡率です。

がんであろうと、がんでなかろうと、人の寿命には必ず終わりがあります。大昔から人々は不老不死を夢みてきましたが、その夢は100%かないません。英国で生まれた民間のがん相談施設を国内に初めて導入し、全国のがん患者や関係者の悩みに耳を傾ける「マギーズ東京」の秋山正子センター長は「人間は誰もが『死』へ向かって歩みを進めています。死を怖がるのではなく、そこまでをどのように生ききるか、という考え方をもってはどうでしょうか」と話します。

免疫という「宇宙」には、まだ広大な未知の領域が残されています。そこから新たな知見が生まれ、がん医療の可能性がさらに広がるかもしれません。免疫にかんする研究が切り拓いた、がん医療の新しい時代を私たちは生きているのです。

本書をまとめるにあたり、河上裕・国際医療福祉大教授、小林久隆・米国立衛生研究所主任研究員、保仙直毅・大阪大教授、粕谷英樹・名古屋大教授、間野博行・国立がん研究センター研究所長、高山智子・国立がん研究センターがん情報センターがん情報提供部長にご指導をいただきました。ありがとうございました。また、『がん免疫療法の個別化を支える　新・腫瘍免疫学』（河上裕編集）、『がん免疫療法ガイドライン』（日本臨床腫瘍学会）、『がん免疫療法の誕生　科学者25人の物語』（ニール・キャナヴァン著、河本宏監訳、三枝小夜子訳）、国立がん研究センターのウェブサイト「がん情報サービス」を参考にしました。

そして、この本の企画を立ててくださったディスカヴァー・トゥエンティワン編集部の木下智尋さん（当時）、取材などのフォローをしてくださった松石悠さん（同）、藤田浩芳さん、ていねいかつ的確な編集作業を進めてくださった林秀樹さんに感謝申しあげます。

本書が、がん患者のみなさんにとって、がん医療のいまと将来を知る一助になることを祈ります。

ディスカヴァー携書
224

がん治療の現在　光免疫療法の衝撃
免疫チェックポイント阻害薬 CAR-T細胞療法
腫瘍溶解性ウイルス療法 ゲノム医療

発行日　2020年12月20日　第1刷

Author　永山悦子

Book Designer　江森丈晃
Illustrator　小林康子（アトリエ・アシル）

Publication　株式会社ディスカヴァー・トゥエンティワン
〒102-0093　東京都千代田区平河町2-16-1 平河町森タワー11F
TEL　03-3237-8321（代表）　03-3237-8345（営業）
FAX　03-3237-8323
https://d21.co.jp/

Publisher　谷口奈緒美
Editor　藤田浩芳　林秀樹

Publishing Company
蛯原昇　梅本翔太　千葉正幸　原典宏　古矢薫　佐藤昌幸　青木翔平
大竹朝子　小木曽礼丈　小山怜那　川島理　川本寛子　越野志絵良
佐竹祐哉　佐藤淳基　志摩麻衣　竹内大貴　滝口景太郎　直林実咲
野村美空　橋本莉奈　廣内悠理　三角真穂　宮田有利子　渡辺基志
井澤徳子　藤井かおり　藤井多穂子　町田加奈子

Digital Commerce Company
谷口奈緒美　飯田智樹　大山聡子　安永智洋　岡本典子　早水真吾
三輪真也　磯部隆　伊東佑真　王廳　倉田華　榊原僚　佐々木玲奈
佐藤サラ圭　庄司知世　杉田彰子　高橋雛乃　辰巳佳衣　谷中卓
中島俊平　野﨑竜海　野中保奈美　林拓馬　牧野類　三谷祐一
元木優子　安永姫菜　小石亜季　中澤泰宏　石橋佐知子

Business Solution Company
蛯原昇　志摩晃司　野村美紀　南健一

Ebook Group　松原史与志　西川なつか　小田孝文　俵敬子

Business Platform Group
大星多聞　小関勝則　堀部直人　小田木もも　斎藤悠人　山中麻吏
福田章平　伊藤香　葛目美枝子　鈴木洋子

Corporate Design Group
岡村浩明　井筒浩　井上竜之介　奥田千晶　田中亜紀　福永友紀
山田諭志　池田望　石光まゆ子　齋藤朋子　丸山香織　宮崎陽子
青木涼馬　大塚南奈　越智佳奈子　副島杏南　津野主揮　中西花
羽地夕夏　平池輝　星明里　松ノ下直輝　八木眸

Proofreader　桃天舎　株式会社T&K
DTP　株式会社T&K
Printing　共同印刷株式会社

ISBN978-4-7993-2695-4

携書ロゴ：長坂勇司
携書フォーマット：石間　淳